Mes remèdes naturels

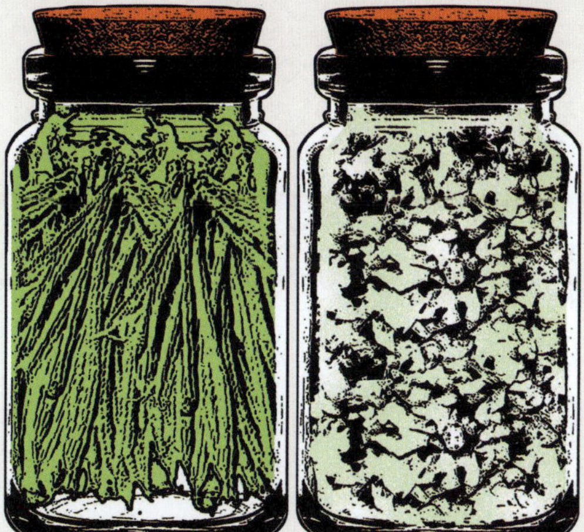

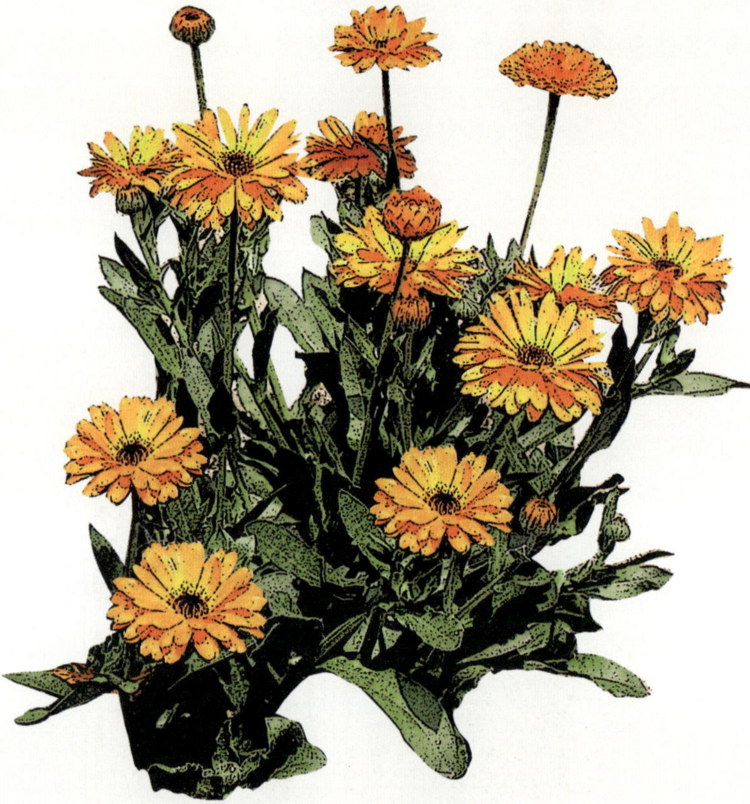

Mes remèdes naturels

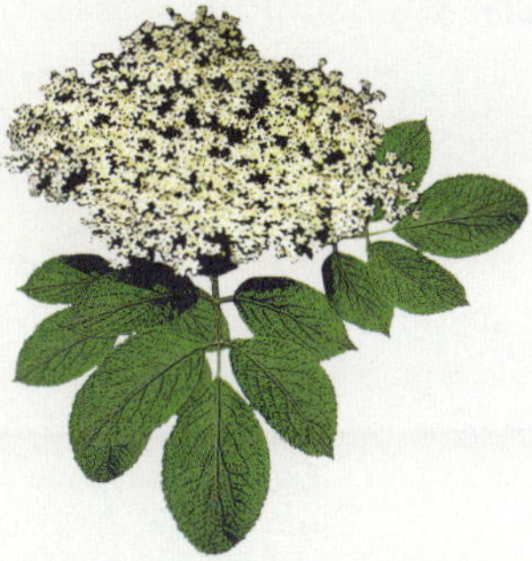

Melissa Corkhill

LES PETITS GUIDES rustica

Titre original en langue anglaise : Natural Remedies
Traduction et adaptation française : Améline Néreaud pour Céladon éditions
Direction éditoriale : Élisabeth Pegeon
Suivi éditorial : Céladon éditions
Mise en pages-intérieur : Julie Simoens pour Céladon éditions
Mise en pages-couverture : Sébastian Mendoza
Illustrations : Michael Stones et e-Digital Design

Première publication en 2011 par New Holland Publishers (GB) Ltd.

www.rustica.fr
www.fleuruseditions.com

Imprimé par C & C Offset Printing Co Ltd en Chine sur du papier certifié ISO 14001
et fabriqué à partir de pâte à papier issue de forêts exploitées en gestion durable.

Dépôt légal : mai 2011
ISBN : 978-2-8153-0096-4
1re édition – n° d'édition : 49539

Avertissement

Les plantes médicinales, de façon générale, ne peuvent se substituer à un traitement donné par votre médecin. Leur utilisation à visée préventive ou à des fins médicinales – comme pour un médicament – exige toujours la prudence. Veillez à bien vérifier les notices d'utilisation et les précautions d'emploi et, en cas de doute, n'hésitez pas à consulter un médecin ou un pharmacien spécialiste des plantes. Il convient surtout de faire très attention à l'emploi des huiles essentielles. Respectez strictement les doses préconisées ainsi que les contre-indications. Ne les utilisez pas en l'absence d'avis spécialisé chez les enfants, les femmes enceintes ou qui allaitent. Ne les laissez jamais à la portée des enfants. Si des symptômes persistent ou s'aggravent, adressez-vous à un professionnel de la santé. En cas de maladie chronique, prenez également l'avis de votre médecin.

Sommaire

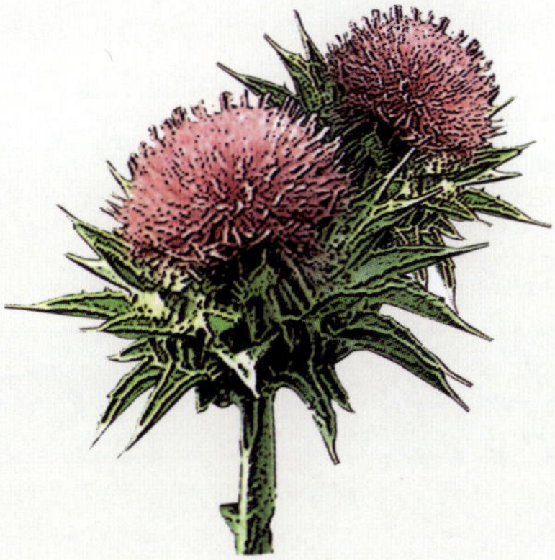

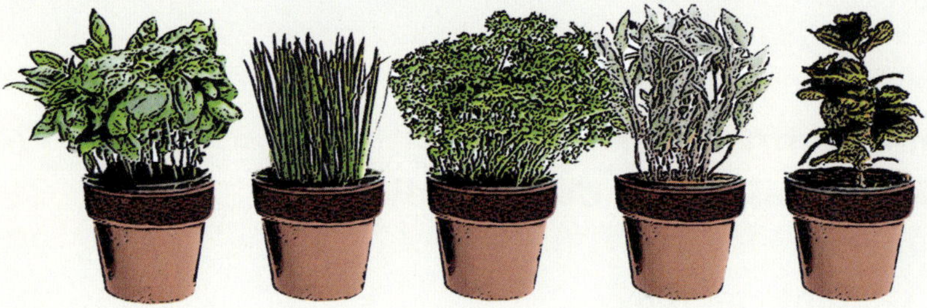

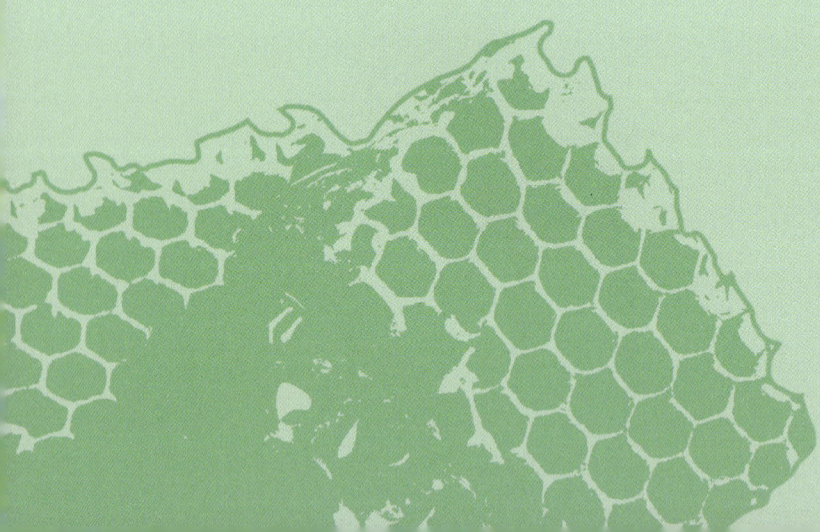

Pour commencer

Grâce à son incroyable richesse, la nature est une alliée formidable pour lutter contre les maux du quotidien. Vous trouverez dans cet ouvrage tout ce qu'il vous faut savoir pour prendre soin de vous et de votre famille jour après jour. Vous approfondirez ainsi votre connaissance des plantes, vous découvrirez comment préparer une trousse de secours et vous apprendrez même à cultiver vos propres simples !

Avant-propos

Mon intérêt pour la nature remonte à l'enfance : j'ai toujours été fascinée par les plantes et par les remèdes que ma mère utilisait lorsque mon frère, ma sœur ou moi étions malades. Elle avait une collection impressionnante de préparations homéopathiques et à base de plantes. C'est d'ailleurs en l'observant que j'ai appris à les reconnaître, puis à identifier leur composition et leur champ d'action. Petit à petit, j'ai compris qu'un gros rhume pouvait être soulagé par une dose de *Pulsatilla*, qu'un peu de *Gelsemium* était souverain contre l'anxiété avant un examen et que, contre une toux d'irritation, rien ne valait une simple tasse d'eau chaude additionnée d'une cuillerée de miel et d'un jus de citron.

Une fois maman, j'ai eu de plus en plus souvent recours aux solutions naturelles pour soigner mes enfants. En grandissant, ils ont trouvé d'eux-mêmes le

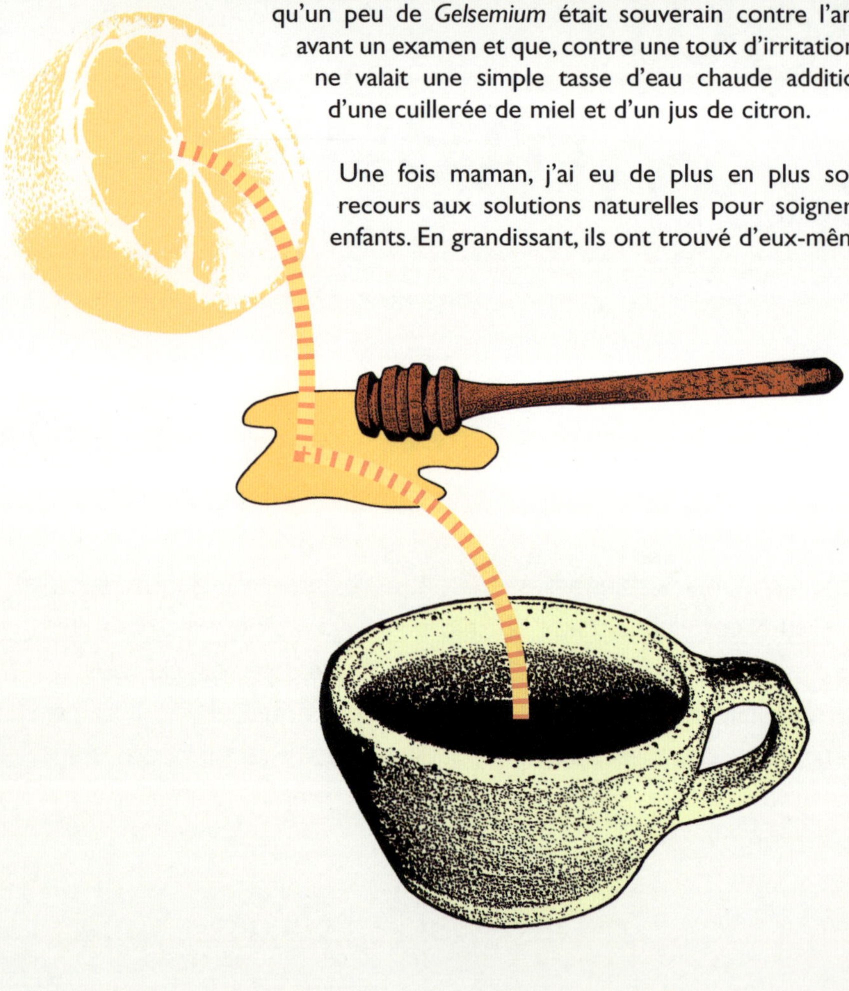

remède le plus approprié à leurs petits bobos et à présent, ils savent d'instinct quelle plante sera la plus efficace pour aider leur corps à guérir.

Considérant que personne ne connaît ni ne comprend mieux votre corps que vous-même, prenez régulièrement le temps de dialoguer avec lui : il vous dira comment il va et avertira ainsi des éventuels points à surveiller. Voilà comment procéder : allongez-vous dans un endroit confortable où vous serez sûr de ne pas être dérangé pendant au moins 20 minutes. Portez votre attention sur vos pieds et demandez-leur comment ils se sentent. Laissez à votre corps le temps de répondre à cette question, surtout si vous ne le faites pas de façon régulière. Si vos pieds restent muets cette fois-ci, déplacez simplement votre attention sur vos chevilles et concentrez-vous de nouveau.

Remontez ainsi lentement le long de votre corps en prenant garde aux sensations que vous détectez, jusqu'à ce que vous atteigniez la tête. Peut-être vous vient-il des pensées telles que « je suis fatigué, je me sens confus, je me sens coincé ». Une fois tout votre corps passé en revue, asseyez-vous et notez par écrit tous les messages que votre organisme vous a envoyés, membre par membre. Vous avez une base de travail pour les semaines à venir. Vous pouvez ensuite consulter ce livre pour savoir comment traiter les maux dont vous souffrez.

Lorsque je me sens raide ou bloquée, le yoga et les plantes m'aident à me détendre. Le yoga est une thérapie incroyablement efficace pour soulager et éliminer les tensions qui, si elles ne sont pas prises en charge, peuvent provoquer des maladies.

Dans ce livre, je vous fais partager les remèdes et les techniques que j'utilise pour moi-même depuis toujours et pour mes enfants depuis plus de dix ans. La majorité des recettes de lotions, d'infusions ou de teintures présentées sont celles que ma famille emploie au quotidien. Mon souhait est que vous puissiez bénéficier à votre tour de tous leurs bienfaits sur la santé et que vous en fassiez profiter votre entourage.

Comment utiliser ce livre

Chaque chapitre de ce livre est consacré à une partie du corps et aux maladies qui lui sont propres, à l'exception des deux derniers qui traitent spécifiquement de la santé de la femme et des enfants. Malgré le fait que je préfère généralement travailler en prenant le corps dans son entité, j'ai choisi d'organiser cet ouvrage selon les symptômes pour simplifier vos recherches. N'hésitez pas à parcourir plusieurs chapitres pour choisir les traitements les plus appropriés à votre cas. Imaginons que votre enfant souffre de la varicelle : vous trouverez ce qu'il vous faut au chapitre consacré aux bébés et aux enfants, pages 118 à 125, mais celui traitant de la peau, pages 68 à 79, vous sera certainement très utile pour savoir comment apaiser les éruptions de boutons qui accompagnent le virus. Toutes les recettes proposées ici sont faciles à préparer à la maison.

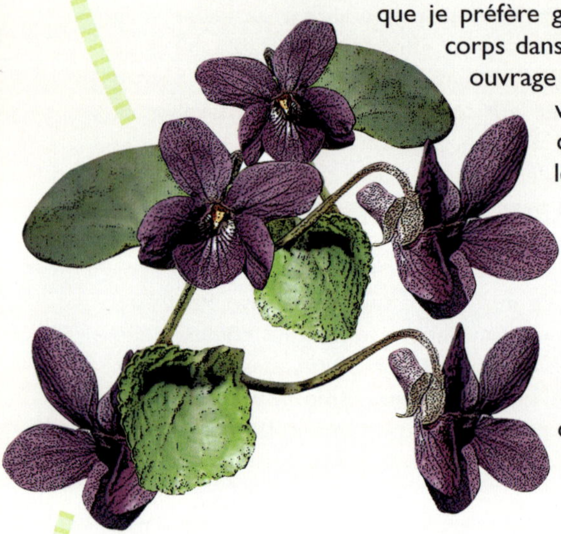

Cet ouvrage est conçu pour vous permettre de prendre soin de vous à l'aide des produits de votre jardin ou de votre cuisine. Vous y trouverez également des conseils pour créer un jardin de simples et chaque chapitre s'achève sur la présentation, en détail, d'une de mes plantes préférées. J'ai choisi des végétaux connus, faciles à trouver et que j'utilise régulièrement à la maison comme l'ortie, la rose, la lavande ou la consoude. Dans ce livre, vous apprendrez également à réaliser une trousse de secours de remèdes naturels (voir page 17), bien utile en cas d'urgence. J'ai pris soin d'y ajouter des conseils pour faire un kit de voyage que vous glisserez dans vos bagages lors de vos déplacements.

À la découverte des plantes

Familiarisez-vous avec la nature qui vous environne. N'hésitez pas à passer du temps dans votre jardin et consignez dans un carnet toutes les espèces que vous y trouvez. Esquissez des croquis, ramassez des fleurs et des feuilles que vous laisserez sécher entre les pages et prenez des notes sur les plantes que vous rencontrez. Ce travail n'a pas besoin d'être scientifique : indiquez simplement ce que vous voyez et comment vous appréhendez les plantes qui vous entourent. Posez-vous des questions : les feuilles sont-elles petites ou plutôt grandes ? Quelle est leur forme ? La plante est-elle en période de floraison ? Est-elle exposée à l'ombre ou en plein soleil ? En procédant de cette manière, vous ne tarderez pas à connaître les végétaux qui poussent autour de vous. Vous découvrirez ensuite peu à peu leurs propriétés médicinales : je travaille avec les plantes depuis plus de quinze ans et je continue à apprendre d'elles. Il y a tant de choses que l'on ignore ! Chaque saison, j'acquiers un peu plus d'expérience pour soigner toute ma famille naturellement.

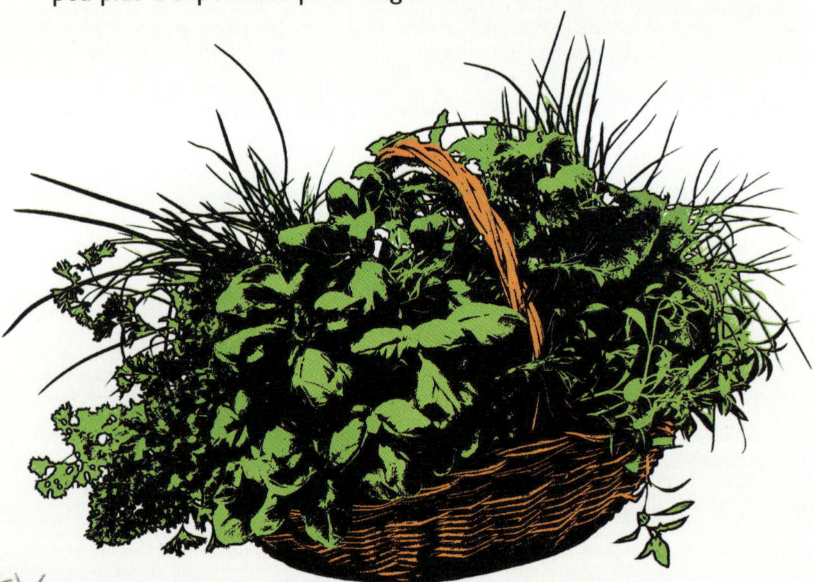

Quand les plantes qui vous entourent n'auront plus de secret pour vous, allez observer les haies qui poussent à proximité de votre maison. Rendez-vous également dans le terrain vague ou le parc le plus proche de chez vous, muni de votre précieux carnet ! Relevez les espèces qui sont en période de croissance ou de floraison et notez celles qui vont fleurir. Indiquez systématiquement le lieu où vous avez fait vos observations ainsi que les végétaux qui méritent selon vous une seconde visite. Vous avez par exemple repéré un sureau couvert de minuscules bourgeons blancs au milieu du printemps : notez qu'il vous faudra revenir une semaine plus tard pour découvrir que ce même arbre est à présent recouvert de fleurs blanches vaporeuses très efficaces contre le rhume des foins. Vous connaîtrez rapidement les espèces qui poussent dans votre environnement : cette ressource inestimable vous sera très utile pour préparer vos remèdes naturels.

Très vite, utiliser les plantes à des fins thérapeutiques va devenir une seconde nature. Sans même y penser, vous fabriquerez un tonique à base d'ortie au début du printemps ou vous récolterez des baies d'aubépine à l'automne pour réaliser un cognac soignant les troubles cardiaques : vous tirerez ainsi profit de vos remèdes tout au long de l'année. Ces recettes, ainsi que beaucoup d'autres, sont présentées dans ce livre.

Avertissement : les plantes à éviter pendant la grossesse

Beaucoup d'herbes et de remèdes naturels peuvent être utilisés sans danger pour soulager la femme enceinte de divers maux, mais certaines plantes sont à éviter. Consultez un herboriste ou un médecin pour connaître les espèces inoffensives. Vous saurez ainsi identifier celles qui sont à proscrire pendant cette période si particulière.

Les plantes pour les bobos du quotidien

Vous trouverez ci-dessous la liste des ingrédients de base dont je dispose. Votre famille a peut-être des besoins différents de la mienne : dans ce cas, ajoutez à cette liste les remèdes que vous aurez trouvés dans les chapitres suivants et qui vous conviennent.

Chez moi, certains ingrédients de base sont entreposés dans ma cuisine, sur une étagère du placard. D'autres, comme l'ail, sont rangés dans le panier à légumes et d'autres encore, notamment les herbes aromatiques, poussent dans des pots près de la porte d'entrée.

Notez dans un carnet les remèdes que vous avez utilisés, indiquez quand et à qui vous les avez administrés et, surtout, s'ils ont été efficaces. Ce carnet sera une formidable source d'information pour votre famille qui pourra le consulter si le problème se présente à nouveau.

Les basiques

Ail

L'ail est un remède puissant contre de nombreux maux. Utilisez les gousses pour décongestionner et traiter les infections. J'aime en incorporer à un sirop de miel pour lutter contre les rhumes.

Jus de citron

Le jus de citron possède des propriétés antibactériennes et purifiantes. Associé au miel, il a des vertus adoucissantes en cas de rhume ou de toux.

Aloe vera

Utilisez cette plante succulente sur les brûlures, les piqûres et les irritations pour un soulagement presque immédiat.

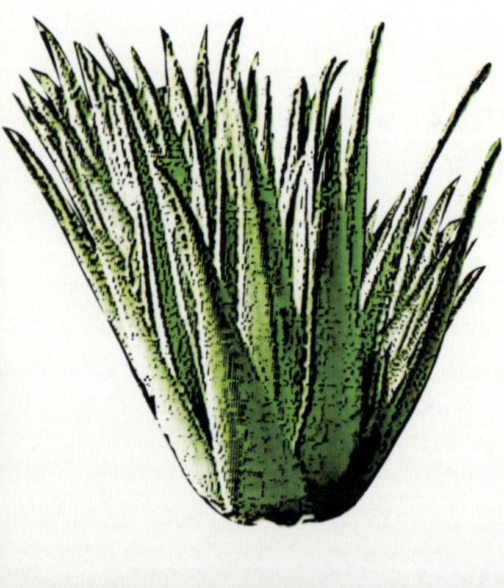

Clou de girofle

Grâce à ses propriétés analgésiques, le clou de girofle est excellent contre les maux de dents. Mâchez-en un à l'endroit de la douleur jusqu'à ce que celle-ci disparaisse.

Gingembre

Râpée dans de l'eau bouillante pour en faire une infusion, cette racine soulage les problèmes respiratoires et digestifs. Associez-la à du jus de citron et à du miel pour obtenir un remède puissant contre le rhume ou la toux.

Miel

Efficace contre les brûlures, le miel peut aussi être utilisé en boisson pour apaiser une toux d'irritation ou un rhume.

Huile essentielle de lavande

Cette huile essentielle peut être appliquée sur les piqûres, les coupures ou les blessures pour aider la peau à cicatriser ; et sur les tempes, pour soulager un mal de tête.

Camomille allemande *(Matricaria recutita)* ou romaine *(Chamaemelum nobile)*

Dès qu'un membre de la famille souffre d'une infection oculaire, je me tourne vers l'infusion de camomille. Je m'en suis même servie sur les cochons d'Inde et sur le chat de la maison ! Posez sur l'œil un coton ou un mouchoir propre imbibé de cette tisane refroidie.

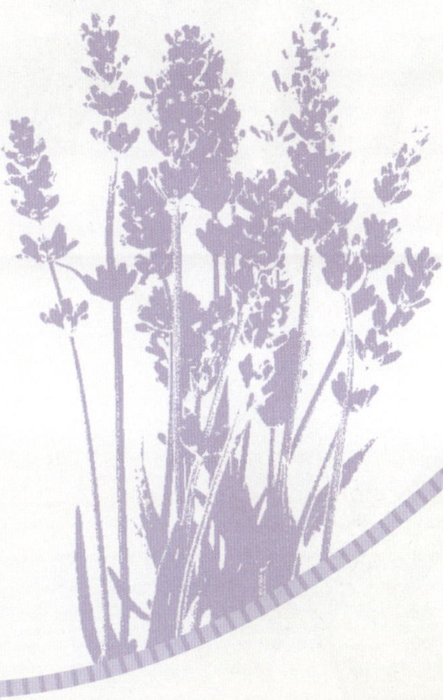

Souci *(Calendula)*
Bien pratique pour soigner les irritations cutanées, j'utilise également l'onguent de souci comme baume hydratant pour les lèvres. Incorporez ses magnifiques fleurs à de nombreuses préparations pour la peau et même dans une salade.

Consoude *(Symphytum officinale)*
Une pommade à base de consoude est très utile pour soigner les contusions et les piqûres. J'ai toujours, près de ma porte d'entrée, un gros pot de cette plante aux vertus magiques.

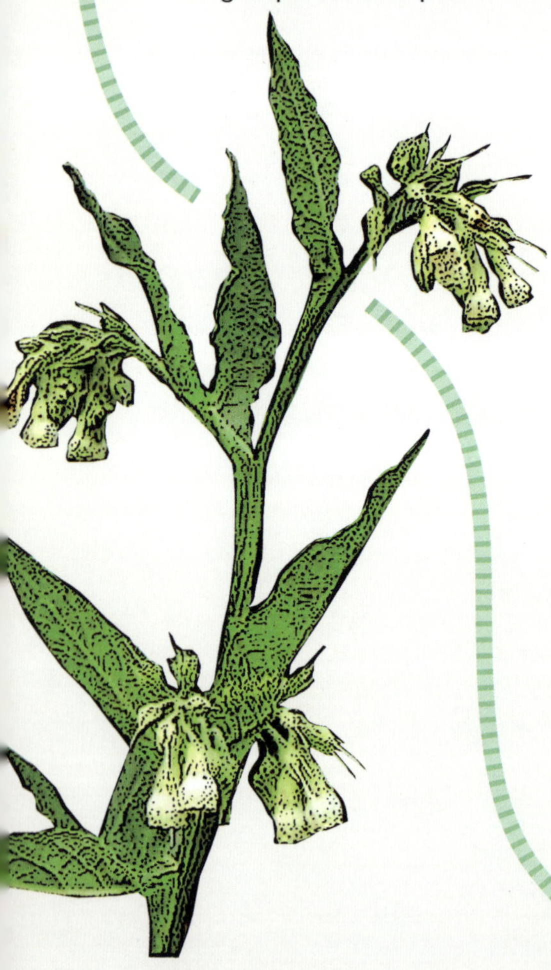

Menthe poivrée *(Mentha piperita)*
En cas d'indigestion ou de mal à la tête, une tisane de menthe poivrée fait le plus grand bien. Versez de l'eau bouillante sur une poignée de feuilles et laissez infuser 10 minutes. Filtrez, puis dégustez cette boisson nature ou avec un peu de miel.

Arnica
Un tube de crème et des granules homéopathiques à base d'*Arnica* sont très utiles pour soigner les traumatismes légers.

Remède Rescue© (Remède d'urgence aux fleurs de Bach)
Chaque maison devrait avoir dans ses placards un petit flacon de ce mélange composé de cinq essences florales. Utilisez-le en cas de choc émotionnel léger, mais aussi pour les traumatismes et les blessures.

Votre trousse de secours

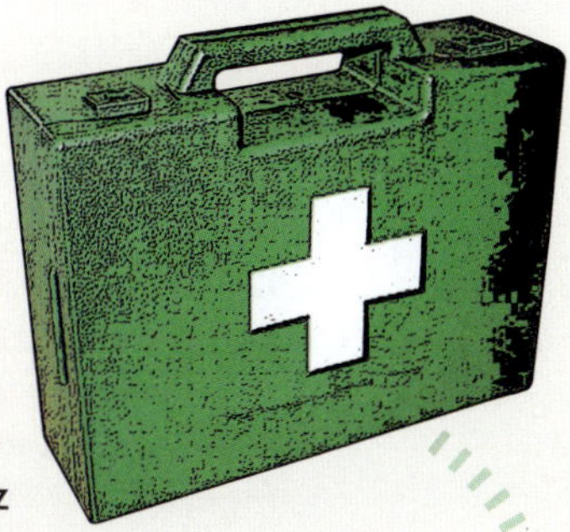

Préparez une trousse rassemblant plusieurs remèdes naturels à utiliser dans les situations d'urgence... Pour soigner un choc ou la douleur, de nombreux traitements naturels peuvent être administrés facilement. Outre ces remèdes qui vous aideront en cas d'accident, je vous conseille vivement de suivre une formation aux premiers secours. Vous y apprendrez notamment à réagir devant un membre cassé et à procéder à une réanimation avant l'arrivée de l'aide médicale. D'ailleurs, quand vous organiserez votre trousse de premiers soins, pensez à y ajouter des bandes et une paire de ciseaux. Et pendant que vous y êtes, pourquoi ne pas préparer une seconde trousse d'urgence, plus petite, à emporter lors de vos déplacements ? Un kit de voyage à glisser dans le sac à dos vous sera aussi très utile en vacances ou en randonnée, par exemple. Tous les éléments que je vous conseille d'intégrer à ce kit d'appoint sont indiqués par un astérisque.

Piqûres d'insectes

L'efficacité des remèdes naturels contre les piqûres n'est plus à démontrer. Toutefois, si vous constatez la moindre réaction allergique, arrêtez immédiatement le traitement et consultez votre médecin.

Le plantain soulage la douleur et aide à désenfler. Mâchez-en une feuille, puis appliquez-la en cataplasme sur la piqûre.

L'huile essentielle de lavande* peut être appliquée directement sur la piqûre.

Le remède Rescue©* permet de calmer la personne qui a été piquée : déposez pour cela cinq gouttes sur sa langue.

L'aloe vera est à utiliser en coupant une feuille directement sur la plante et en versant le jus qui en sort sur la plaie.

* = à glisser dans votre trousse de voyage

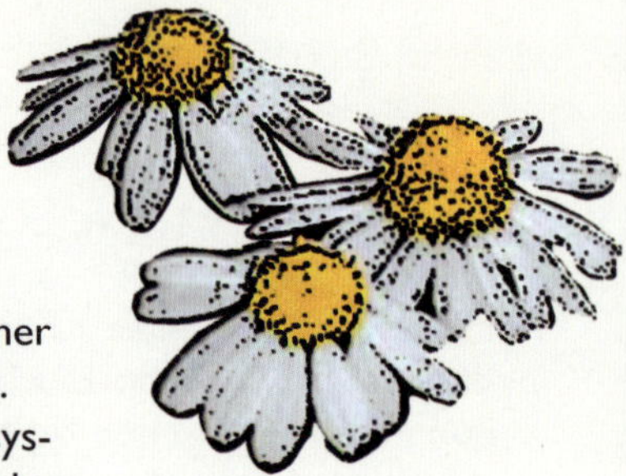

Choc léger

Le remède Rescue©* permet de calmer une personne qui vient de subir un choc.
Une infusion de camomille apaise le système nerveux. Pour une efficacité maximale, cette infusion doit être bue chaude et à petites gorgées.
L'huile essentielle de lavande* : appliquez-en quelques gouttes sur un mouchoir et faites-le respirer à la personne.
L'*Aconit*, l'*Arnica et l'*Ignatia*** sont tous trois sont des remèdes homéopathiques utiles contre les chocs et la douleur.

Coupures et blessures

Placez si possible la coupure au-dessus du cœur : par exemple, si elle se situe au niveau du bras, levez-le au-dessus de la tête. Maintenez une pression sur la zone jusqu'à ce que le sang arrête de couler ou, pour un cas plus grave, jusqu'à l'arrivée des secours.
L'aloe vera est à appliquer sur les coupures et les écorchures pour aider à la cicatrisation et prévenir une infection.
L'huile essentielle d'arbre à thé* *(Tea Tree)* ou de lavande* : diluez quelques gouttes de chaque huile dans un peu d'eau chaude, puis nettoyez soigneusement la blessure avec ce mélange.
L'*Hypericum* et l'*Arnica** sont des remèdes homéopathiques qui aident le corps à cicatriser.
Le remède Rescue©* stimule la cicatrisation : appliquez quelques gouttes directement sur une écorchure.
L'onguent à la consoude* est à appliquer sur les coupures.

Onguent à la consoude

- 500 g de cire d'abeille
- 60 g de feuilles de consoude séchées (ou 150 g de feuilles fraîches) et finement hachées

1. Placez la cire d'abeille au bain-marie dans un récipient en verre.
2. Ajoutez les feuilles de consoude et laissez mijoter à feu doux, sans cesser de remuer, pendant 1 heure.
3. Versez le mélange dans un sac de mousseline. Mettez des gants en caoutchouc et pressez le mélange entre les mains pour extraire le jus.
4. Versez l'onguent dans un pot avant qu'il ne fige, puis placez le couvercle sur le pot sans le fermer.
5. Une fois l'onguent refroidi, fermez le pot et placez-le au réfrigérateur. Utilisez-le dans les trois mois.

Brûlures

Commencez toujours par faire couler de l'eau froide sur la brûlure pendant au moins 10 minutes, puis utilisez l'un des traitements suivants en fonction des produits dont vous disposez.

L'aloe vera rafraîchit la zone et prévient l'infection. Coupez une feuille directement sur la plante et pressez-la doucement en versant le jus qui en sort sur la brûlure.

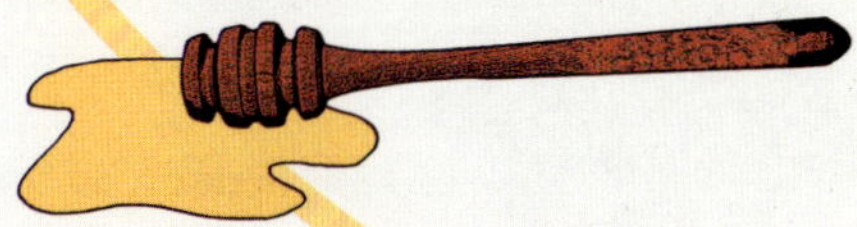

Le miel aide la peau à cicatriser : appliquez-en un peu sur la brûlure.

L'huile essentielle de lavande* utilisée pure sur la peau favorise la cicatrisation et évite à la plaie de s'infecter. Déposez-en quelques gouttes sur la peau et massez doucement.

Coup de soleil

Le coup de soleil est une brûlure cutanée due à une exposition prolongée aux rayons ultraviolets ; il est souvent accompagné de maux de tête, de frissons, de nausées et de vertiges.

Le remède Rescue©* permet à la personne de reprendre ses esprits : mélangez cinq gouttes à un verre d'eau et faites-lui boire à petites gorgées.

Intoxication alimentaire

Une tasse d'eau chaude additionnée du jus **d'un demi-citron** aidera votre organisme à se purifier.

Vous pouve dissoudre un peu de **miel** dans un verre d'eau chaude.

Après une crise de vomissements, mangez un **yaourt biologique** qui permettra aux bonnes bactéries de recoloniser votre estomac affaibli.

L'infusion de camomille calme et apaise l'appareil digestif.

* = à glisser dans votre trousse de voyage

Boisson tonique purifiante

- 1 c. à c. de poivre noir
- 2 gousses d'ail écrasées
- 1 c. à s. de graines de cumin
- 1 pincée de sel
- 60 cl d'eau

1. Placez tous les ingrédients dans un récipient et portez à ébullition, jusqu'à ce que le liquide ait réduit de moitié.
2. Cette boisson est à boire deux fois par jour pour aider à nettoyer l'organisme, mais aussi en traitement contre la diarrhée.

Cultiver ses plantes médicinales

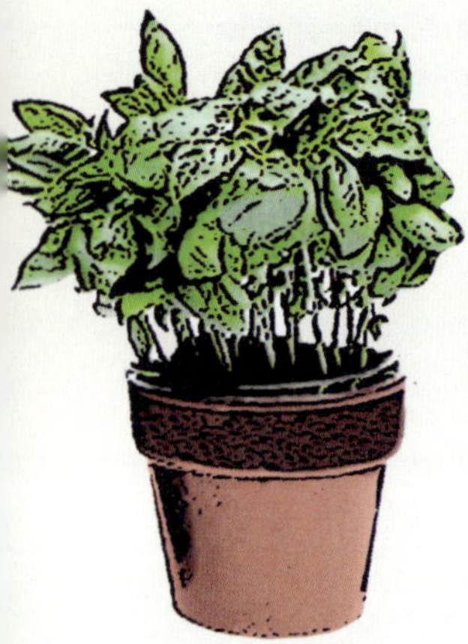

De tout temps, les hommes ont utilisé les herbes aromatiques pour préparer des médicaments, des parfums, des répulsifs anti-insectes et pour cuisiner. Créer son propre jardin d'aromatiques est une activité simple et agréable qui vous rendra des services inestimables durant de nombreuses années.

Disposez vos aromatiques le plus près possible de la maison pour en faciliter l'entretien et la récolte. Si vous prévoyez de créer un jardin de simples, gardez à l'esprit que toutes les plantes n'apprécient pas une exposition en plein soleil. Vous devez donc organiser votre espace en zones : soleil, mi-ombre et ombre. Je vous conseille vivement de fabriquer une spirale d'aromatiques pour les installer.

Construire une spirale d'herbes aromatiques

Une spirale d'aromatiques est, comme son nom l'indique, une structure circulaire de bonne taille, mesurant généralement au niveau de sa base un mètre et demi à deux mètres de large. S'enroulant en colimaçon sur près d'un mètre de hauteur, elle accueille des plantes depuis sa base jusqu'à son sommet. Une spirale de cette taille est assez grande pour accueillir toutes les herbes de base présentées en pages 22 à 25.

Cette structure présente plusieurs avantages. Elle permet tout d'abord d'optimiser une zone de plantation de taille modeste en utilisant l'espace sur un plan à la fois horizontal et vertical. Une solution particulièrement intéressante pour ceux qui disposent d'un petit bout de terrain !

Les atouts de cette diversité sont évidents : dans un espace qui reste restreint, le jardinier peut faire pousser un maximum de plantes qui ont toutes des besoins et des usages différents. Les espèces riches en huile – le romarin, le thym et la sauge –, peuvent être plantées au sommet de la spirale sur le versant sud ensoleillé, tandis que la base nord, plus humide et ombragée, accueillera les aromatiques à feuillage vert – la menthe, le persil ou la coriandre. Il est même possible de créer une petite mare ou un marécage à la base de la spirale et d'y installer du cresson ou de la menthe aquatique.

Tous les matériaux peuvent être utilisés pour construire la spirale, pourvu qu'ils soient de bonne résistance et qu'ils ne pourrissent pas, comme le bois non traité. Poteaux en bois, briques, pierres, bouteilles empilées... même des morceaux de pneus peuvent être utilisés pour construire les murs. Si vous souhaitez l'installer directement sur le sol, il est préférable de recouvrir la terre au préalable pour éviter le développement des mauvaises herbes pendant la période d'adaptation de vos aromatiques. Utilisez pour cela un matériau perméable à l'eau comme un carton ou un vieux tapis. Ne la placez pas sur une chape de béton, car le drainage serait mauvais.

Vous avez ensuite le choix entre deux méthodes de construction. La technique la plus simple consiste à former un grand tas de terre et à y modeler la spirale à l'aide de pierres ou de poteaux. Elle offre cependant un résultat peu stable tant que les plantes ne sont pas définitivement installées.

La seconde méthode est plus durable, mais aussi plus compliquée à mettre en œuvre. Commencez par esquisser la forme de la spirale à l'aide de bâtons en bois ou en bambou. La base doit mesurer entre un mètre et demi et deux mètres de diamètre. Ensuite, construisez les murs à l'aide de briques ou de pierres, en progressant de l'extérieur vers l'intérieur. Augmentez ensuite peu à peu la hauteur en ajoutant des couches de matériau, à mesure que vous avancez vers le centre de la structure. Si vous utilisez des briques et du mortier, ajoutez la terre seulement une fois que votre spirale est construite. Si vous utilisez la technique dite « des pierres sèches », c'est-à-dire que vous vous contentez de disposer les pierres les unes sur les autres, ajoutez la terre au fur et à mesure pour donner à votre bâti stabilité et solidité.

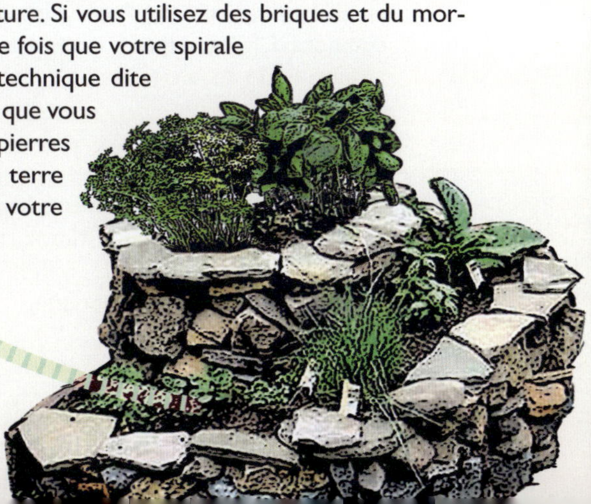

Essayez, dans la mesure du possible, de remplir votre spirale d'une terre nettoyée de toute mauvaise herbe. Si vous disposez de peu de terre ou de compost bien décomposé, étalez une première couche de fumier frais ou de déchets organiques non décomposés. Par-dessus, répartissez une couche de terre à hauteur de 10 cm.

Pour construire un petit bassin ou un marécage, commencez par étaler une couche de sable ou un vieux tapis qui empêchera les pierres de perforer la bâche de protection. Installez ensuite cette toile en plastique et étalez une fine couche de boue à sa surface. Fixez les bords sous de grosses pierres et avec de la terre. Pour aménager un marécage, suivez le même procédé en utilisant une bâche de protection perforée.

Les plantes de votre spirale

Souci *(Calendula)*
Du milieu du printemps jusqu'aux gelées, cette plante annuelle ensoleille les jardins de ses fleurs jaune orangé. C'est une des espèces médicinales les plus efficaces et, à ce titre, l'une des plus utilisées.
Culture Au début du printemps, semez-le à couvert – comptez cinq à quatorze jours pour la germination – ou attendez que les dernières gelées soient passées pour semer directement sur le versant sud de la spirale d'aromatiques.
Récolte Récoltez les fleurs dès qu'elles éclosent. Les jeunes feuilles peuvent être dégustées en salade.
Usages Elle est utile pour cicatriser les écorchures, réduire les inflammations et traiter les ecchymoses, les brûlures et les coupures. Elle est un allié efficace contre l'acné, l'eczéma, la couperose et les inflammations cutanées. Elle est efficace contre les érythèmes fessiers et les mycoses. La sève issue de la tige est un remède traditionnel contre les verrues, les cors et les durillons.

Lavande *(Lavandula)*
La lavande est un petit arbuste ligneux et vivace dont les grandes tiges portent des fleurs bleues tirant sur le violet. La liste de ses bienfaits semble interminable : la lavande est notamment anti-inflammatoire, antispasmodique et antiseptique.

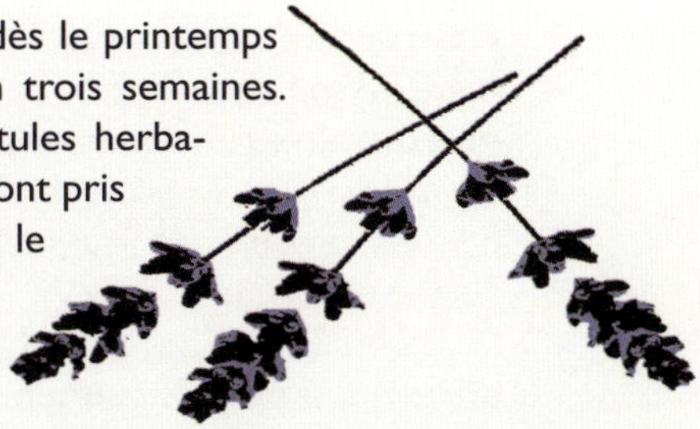

Culture Semez les graines à couvert dès le printemps et comptez une germination d'environ trois semaines. À la fin du printemps, plantez les plantules herbacées dans un substrat. Une fois qu'elles ont pris racine, elles peuvent être installées sur le versant sud de la spirale, car la terre y est la plus aride.
Récolte Coupez les fleurs en été, dès leur apparition.
Usages L'huile essentielle peut être appliquée pure sur la peau pour traiter les brûlures et les ecchymoses. Elle soulage également les muscles tendus ou douloureux. Elle est aussi efficace dans les soins cutanés, surtout en cas de peau sèche, d'acné, de dermite et de couperose. Elle stimule enfin le renouvellement cellulaire et la cicatrisation. Fabriquez une huile parfumée à utiliser pour relaxer et apaiser les corps et les esprits fatigués. Placez des sachets remplis de fleurs et de feuilles de lavande séchées dans les armoires pour éloigner les mites ou sous l'oreiller pour favoriser le sommeil.

Romarin *(Rosmarinus officinalis)*
Vivace et vigoureux, cet arbuste présente un feuillage persistant en forme d'aiguilles. Il se couvre de fleurs violettes minuscules du début du printemps au début de l'été.

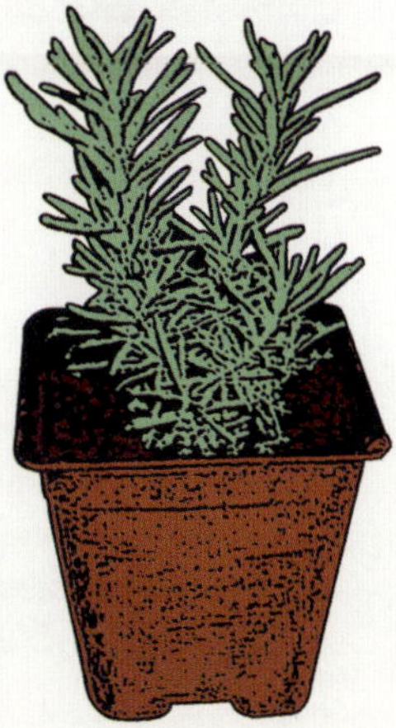

Culture Semez-le à couvert dès le début du printemps et comptez une ou deux semaines de germination. Vous pouvez aussi prélever de nouvelles pousses à bouturer pendant l'été, une fois les fleurs fanées. L'année suivante, lorsque le pied a de belles racines, plantez-le dans un pot ou en pleine terre sur le côté sud de la spirale d'herbes.
Récolte Ses feuilles sont recoltables et utilisables tout au long de l'année.
Usages Le romarin est non seulement un allié précieux pour rafraîchir la mémoire ou se rétablir après une longue maladie, mais c'est aussi un répulsif à insectes très efficace. Frottez ses feuilles contre vos tempes en cas de migraine ou utilisez-les pour vous fabriquer un rinçage capillaire aux propriétés antipelliculaires.

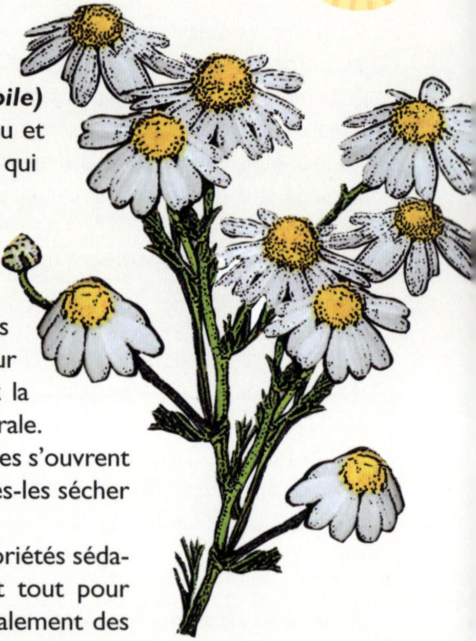

Camomille allemande
(Matricaria recutita)
ou romaine *(Chamaemelum nobile)*
Cette vivace au feuillage vert soutenu et odorant produit des fleurs blanches qui durent tout l'été.
Culture Semez dès le début du printemps à couvert pour une germination de deux à trois semaines. Au cours du printemps, prélevez des boutures ou divisez les plants pour obtenir de nouveaux sujets. Installez la camomille sur le versant est de la spirale.
Récolte Cueillez les fleurs dès qu'elles s'ouvrent pour les utiliser fraîches ou bien faites-les sécher pour un usage ultérieur.
Usages La camomille ayant des propriétés sédatives, ses fleurs sont utilisées avant tout pour traiter l'insomnie, mais elles font également des merveilles contre les problèmes digestifs et le mal des transports. En dernière eau de rinçage, elles accentuent les reflets dorés des cheveux blonds. L'infusion de fleurs de camomille séchées permet aussi de fabriquer des lingettes nettoyantes pour bébé ou de soulager les irritations cutanées.

Bourrache *(Borago officinalis)*
La bourrache est une plante vivace aux fleurs étoilées ravissantes originaire du bassin méditerranéen. Elle a de multiples usages culinaires et médicinaux. Les étoiles bleues de bourrache sont visibles dès le début de l'été jusqu'aux premières gelées. Les feuilles vert doux sont ovales et couvertes de poils. Elles ont un goût sucré.
Culture Semez en pots à couvert au début du printemps. La germination dure de cinq à quatorze jours. Lorsque la plante est prête à être mise en terre, installez-la sur la façade ouest de la spirale d'aromatiques.
Récolte Cueillez les fleurs dès qu'elles apparaissent. Placez-les dans un bac à glaçons, puis remplissez d'eau et faites prendre au congélateur.
Usages Si vous avez la peau sensible, utilisez les feuilles et les fleurs de bourrache en sauna facial.

Fraisier sauvage *(Fragaria vesca)*

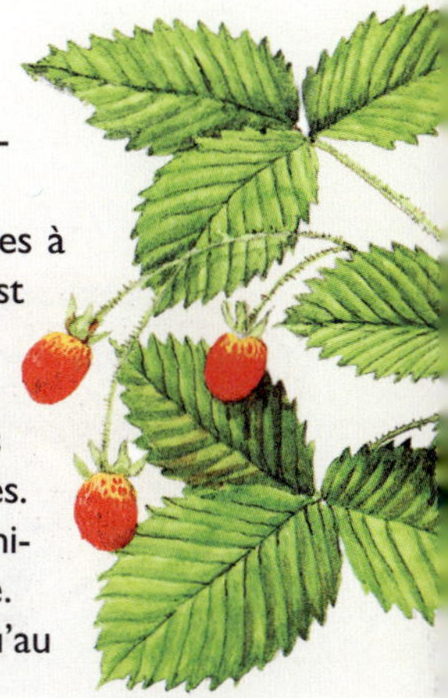

Cette vivace vigoureuse produit de petites fleurs blanches qui laissent ensuite la place à de minuscules fruits rouges estivaux. Les feuilles sont également comestibles.

Culture Récoltez les fruits et faites-les sécher, puis enterrez-les à l'automne dans un peu de compost humide. La germination est longue : comptez six à dix semaines. Couvrez-les d'un sac plastique pour protéger le semis. Installez les fraisiers sur le versant ouest de la spirale dès qu'ils atteignent une bonne taille. Les sujets matures produisent des stolons qui peuvent être rempotés. Placez un pot rempli de compost sous le rameau vert à l'extrémité du rejet. Une fois qu'il a pris racine, séparez-le du plant mère.

Récolte Ramassez les fruits mûrs pendant tout l'été et jusqu'au début de l'automne.

Usages Cette plante peut entrer dans la composition d'un remède pour prévenir la décoloration des dents.

Autres plantes adaptées à la spirale d'herbes aromatiques

Violette odorante *(Viola odorata)* Cette rampante vivace à feuilles persistantes peut atteindre 15 cm de hauteur. Ses fleurs et ses feuilles agrémentent les salades d'hiver. Elle peut aussi être utilisée comme expectorant doux. En cataplasme, elle soulage les mastites.

Oseille *(Rumex acetosa)* Cette vivace rustique peut atteindre une hauteur de 60 cm sur 30 cm de large. C'est une plante facile à vivre et à cultiver, car elle est peu exigeante. Délicieuse en salade, elle constitue une bonne source de nutriments.

Mélisse *(Melissa officinalis)* Peu exigeante et appréciant la mi-ombre, la mélisse peut atteindre 70 cm de haut pour 40 cm de large. Ses feuilles au bon goût de citron peuvent être utilisées pour composer une infusion rafraîchissante et reconstituante. Elle est également souveraine contre la dépression ou l'anxiété.

Ail sauvage ou ail des ours *(Allium ursinum)* L'ail sauvage se satisfait d'un sol humide dans lequel il peut atteindre une hauteur de 30 cm. L'ail des ours est un vermifuge, un dépuratif, il fait baisser la tension artérielle et prévient l'artériosclérose.

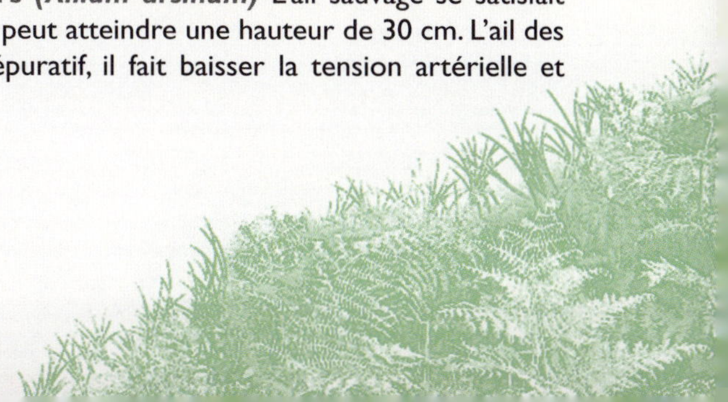

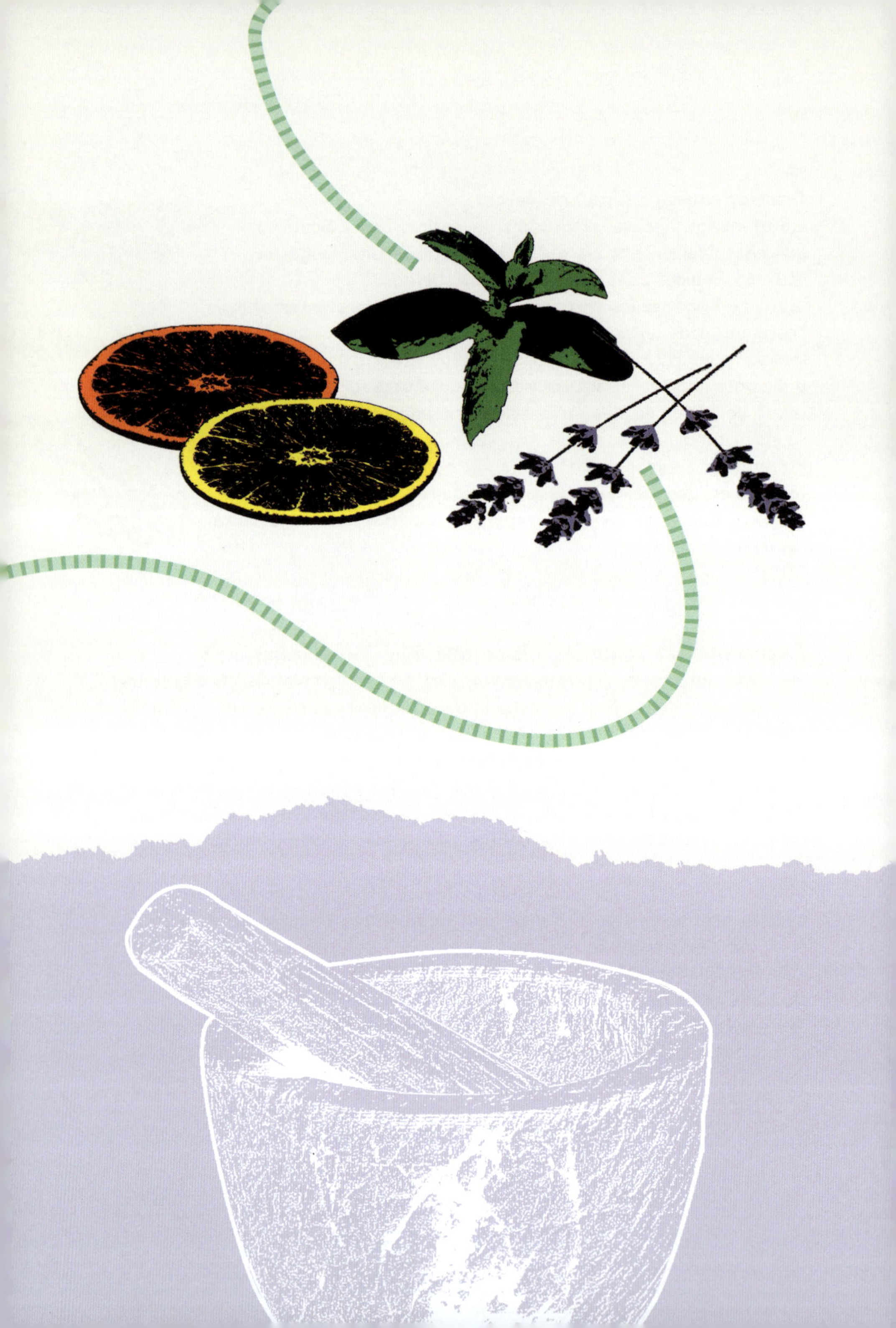

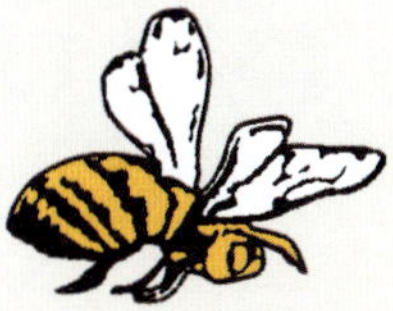

Soigner les maux du quotidien

Vous trouverez dans ce second chapitre les remèdes naturels permettant de soulager divers troubles et maladies. À défaut de les guérir véritablement, ils peuvent permettre d'apaiser le malade, favorisant ainsi la guérison.

Le mental

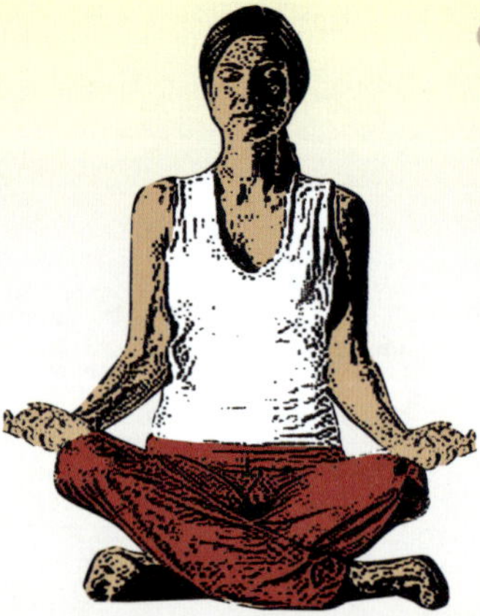

Notre mental est influencé à la fois par notre mode de vie et par notre quotidien. Parfois, ce dernier devient trop pesant et génère du stress. Vous souffrez régulièrement d'insomnie, de dépression, d'anxiété, de vertiges ou de nausées ? Vous avez souvent l'impression d'avoir la tête dans du coton ou d'être complètement vidé de votre énergie ? Vous êtes sujet aux infections bactériennes ou virales ? Il est temps de réagir ! Très répandus dans nos sociétés modernes, ces symptômes sont liés à l'épuisement et peuvent, à terme, entraîner un véritable effondrement physique.

Une bonne santé psychologique rime avec une alimentation équilibrée et une pratique sportive régulière. N'oubliez pas que l'on est ce que l'on mange. La caféine, le sucre et les graisses peuvent faire des ravages sur le corps et le bien-être. En résumé : soyez attentif à votre nourriture. Si vous souffrez de problèmes récurrents, commencez par faire un bilan sanguin pour identifier une éventuelle intolérance ou allergie alimentaire et prenez rendez-vous avec un nutritionniste. Vous allez peut-être découvrir que votre organisme ne supporte pas certains aliments. Le blé, la levure, les produits laitiers et le sucre sont fréquemment incriminés. Pendant une semaine, éliminez chacune de ces denrées de votre alimentation, l'une après l'autre, et soyez attentif aux réactions de votre corps. Pour vous maintenir en bonne santé et vous débarrasser des toxines qui vous encombrent, consommez beaucoup de légumes verts, de fruits secs oléagineux – noix, noisettes, amandes –, de graines et enfin de protéines variés.

Cela peut sembler surprenant, mais le bien-être psychologique est étroitement lié à la pratique régulière d'un exercice physique, doux de préférence, car il permet au cerveau de libérer des endorphines : les hormones du plaisir. Voilà pourquoi on est plus détendu après s'être dépensé. Sachez également que toutes les informations que nous absorbons au quotidien ont un impact sur notre moral. Fuyez donc autant que possible les informations télévisées ou les journaux et préférez-leur un bon livre ou un film réconfortant !

La méditation peut aussi avoir des effets bénéfiques sur le mental. Pratiquez-la régulièrement pour améliorer votre concentration et votre mémoire. Vous serez ainsi de meilleure humeur, vous dormirez mieux et vos soucis ne vous sembleront plus insurmontables. Les remèdes à base de fleurs de Bach ont été spécialement conçus pour combattre les problèmes émotionnels. Si vous devez n'en choisir qu'un, je vous conseille le remède Rescue©. Polyvalent et efficace, c'est un élixir qui a tout pour plaire. Pensez-y lorsque vous vous sentez anxieux ou en petite forme.

Dépendances

On parle ici de dépendance envers une substance comme l'alcool ou la nicotine. Les symptômes de manque physique sont notamment la dépression et divers troubles de l'humeur. Choisissez des huiles essentielles connues pour leurs vertus antidépressives comme la camomille, l'ylang-ylang ou la sauge sclarée. Mélangez quelques gouttes de chaque huile essentielle à une huile de support : une huile d'amande douce biologique, par exemple. Utilisez ce mélange pour masser les bras, la poitrine et les jambes. Préparez un bain stimulant en versant un peu de ces huiles dans l'eau chaude.

Il est également possible de déposer quelques gouttes de sauge sclarée sur les poignets et dans le cou avant de s'habiller pour en sentir les effets tout au long de la journée. Pensez aussi à l'avoine : outre son action calmante sur l'esprit, elle aide à renforcer la volonté devant la tentation. Fabriquez votre propre lait végétal (voir page suivante) et buvez-le trois fois par jour.

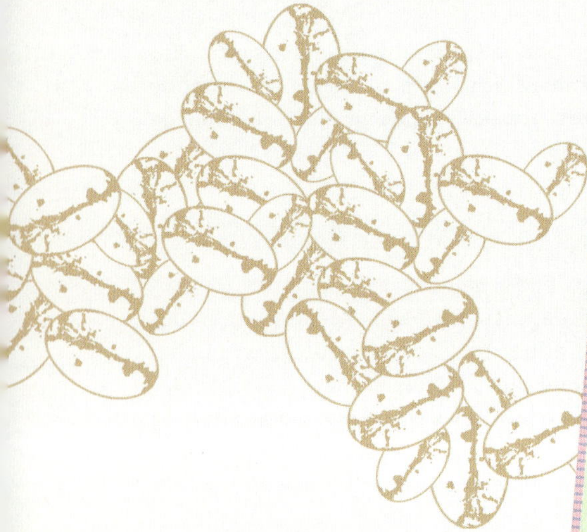

Lait d'avoine

Le lait d'avoine a de multiples vertus : il renforce la volonté et combat avec succès les diarrhées et les cystites.

- 1 c. à s. de flocons d'avoine
- 1 verre d'eau

1. Versez les flocons d'avoine et l'eau dans un bol, puis mélangez et laissez infuser 20 minutes.
2. Mélangez de nouveau et filtrez à travers un linge.
3. Buvez.
Rien ne se perd ! Formez un nœud à l'extrémité du linge contenant les flocons d'avoine et placez-le dans un bain d'eau chaude pour adoucir la peau, apaiser l'esprit et favoriser un sommeil réparateur.

Anxiété

L'anxiété est un état de peur ou d'appréhension qui peut devenir permanent. La personne anxieuse a les mains moites, sent son rythme cardiaque s'accélérer, respire difficilement, souffre de maux de tête et manque d'appétit. L'avoine agit alors comme un tonifiant doux pour les nerfs. Consommez-la en bouillie au petit déjeuner ou buvez-la en lait trois fois par jour en période difficile. Le remède Rescue© peut être une aide précieuse en cas de crise d'angoisse : quelques gouttes sur la langue et vous devriez vous sentir mieux.

Dépression

Généralement consécutif à un événement traumatisant, ce trouble se manifeste par un sentiment d'abattement et de tristesse durable. Certaines femmes en sont victimes après la naissance de leur enfant : c'est ce qu'on appelle la dépression postnatale. Connue pour ses propriétés stimulantes, la bourrache *(Borrago officinalis)* est incontournable dans une telle situation. Utilisez ses jolies fleurs bleues pour réaliser une teinture (voir ci-contre).

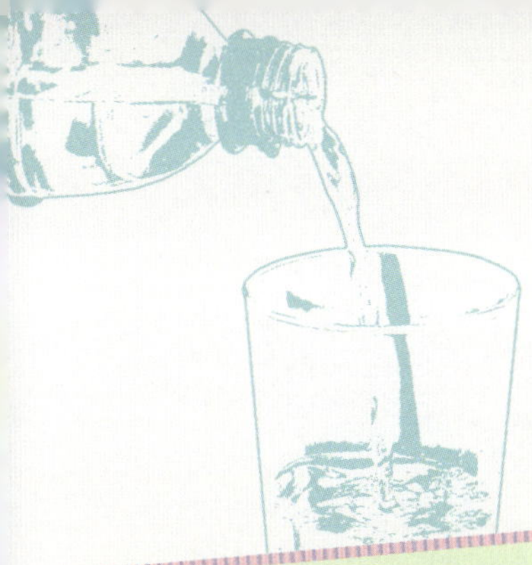

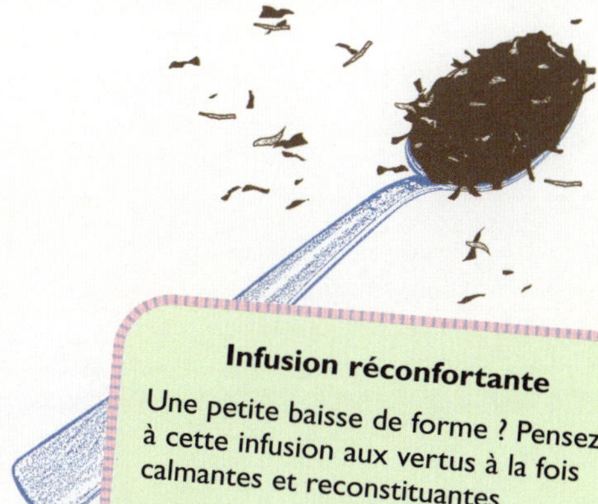

Teinture de bourrache

Cette teinture redonne de l'allant quand tout semble désespéré.

- 1 poignée de fleurs de bourrache
- 20 cl d'alcool (vodka ou cognac biologique, par exemple)
- 10 cl d'eau

1. Mettez les fleurs de bourrache dans un grand bocal en verre muni d'un couvercle adapté.
2. Couvrez d'alcool et d'eau.
3. Fermez et laissez infuser 2 semaines en secouant de temps à autre avec précaution.
4. Filtrez le mélange à travers un linge fin et versez-le dans une bouteille.
5. Quand vous en ressentez le besoin, ajoutez une cuillerée à café de teinture à un verre d'eau et buvez.

Infusion réconfortante

Une petite baisse de forme ? Pensez à cette infusion aux vertus à la fois calmantes et reconstituantes.

- Agripaume *(Leonurus cardiaca)*
- Mélisse officinale *(Melissa officinalis)*

1. Répartissez l'agripaume et la mélisse en quantités égales sur une plaque de four. Laissez reposer pendant 1 semaine dans un endroit sec et chaud.
2. Une fois les plantes sèches, émiettez-les dans un bocal en verre.
3. Pour préparer une infusion, utilisez deux cuillerées à café par tasse. Versez l'eau chaude et laissez infuser 10 minutes. Filtrez et dégustez.

Insomnie

Vous ne parvenez pas à vous endormir ou vos cycles de sommeil sont perturbés ? Vous souffrez d'insomnie, généralement causée par un stress émotionnel, par des soucis ou par l'épuisement. L'excès de caféine ou d'alcool ou une nourriture trop riche peuvent également perturber le sommeil. Voici un remède qui, pour moi, est particulièrement efficace : placez un carnet près de votre lit et prenez l'habitude d'y noter tout ce qui vous passe par la tête avant de dormir. Je trouve que le fait d'écrire toutes les pensées qui encombrent le cerveau leur donne une tout autre dimension.

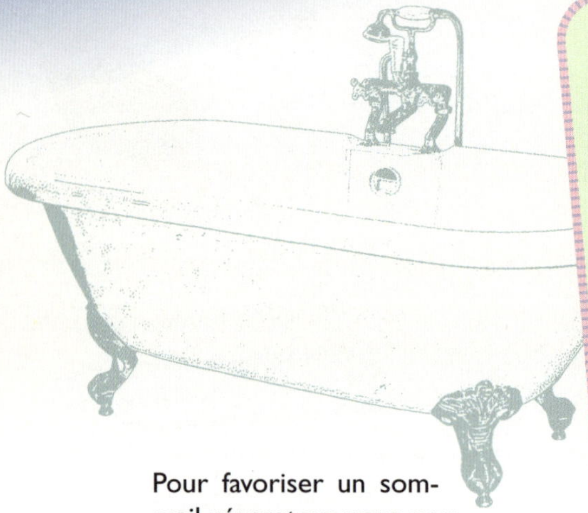

Bain d'herbes aromatiques

Délassez-vous dans un bain d'herbes aromatiques juste avant de vous coucher et vous dormirez comme un bébé !

▶ 1 c. à s. de flocons d'avoine, de fleurs de camomille et de lavande séchées

1. Étalez un carré de mousseline de 30 cm de côté.
2. Placez les fleurs séchées et l'avoine au centre. Rassemblez les coins et formez un nœud.
3. Plongez le sac d'herbes dans un bain d'eau chaude et détendez-vous.

Pour favoriser un sommeil réparateur, vous pouvez aussi essayer la pratique du yoga. Quelques postures relaxantes – la chandelle, par exemple – ou une séance de *yoga nidrâ* devraient vous permettre de vous détendre avant de dormir. *Yoga nidrâ* signifie « sommeil yoguique » : il s'agit d'une pratique bénéfique pour le corps et l'esprit, qui aide à relâcher les tensions avant d'aller au lit. Essayez aussi de prendre un bain de pieds chaud à base de moutarde avant de vous coucher (voir page 62) : en drainant le sang de la tête vers les pieds, il favorise vraiment la relaxation.

Perte de mémoire

Également appelée amnésie, la perte de mémoire, qu'elle soit complète ou partielle, peut être provoquée par une maladie ou par un trouble psychologique. Il arrive aussi qu'elle soit la conséquence d'un traumatisme physique comme un choc sur la tête. Toute personne souffrant d'amnésie doit impérativement consulter un médecin. Néanmoins, en cuisine ou en infusion, le romarin peut permettre, dans des cas très mineurs, de se rafraîchir la mémoire. Placez pour cela une petite poignée de feuilles hachées dans une tasse, couvrez d'eau bouillante et laissez infuser 10 minutes. Filtrez et dégustez dans la limite de trois tasses par jour.

Troubles obsessionnels compulsifs (TOC)

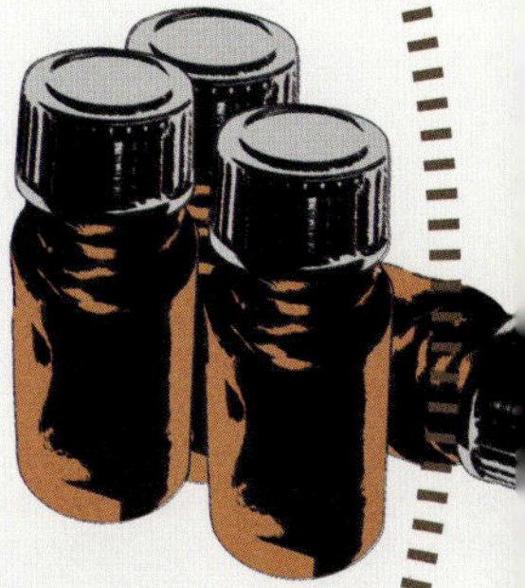

Un TOC se caractérise par la répétition obsessionnelle de certains gestes qui prennent ainsi la forme de rituels. Le trouble peut concerner n'importe quel acte simple et banal, comme se laver les mains de façon répétée ou vérifier sans cesse que la fenêtre est bien fermée. Dans ce cas, le recours à la camomille peut permettre de détendre l'esprit, de relâcher les tensions et de favoriser le lâcher prise. Utilisez-la en infusion, à boire aussi souvent que nécessaire dans la journée. Diffusez des huiles essentielles de camomille et de marjolaine pour retrouver votre sérénité. Pour encore plus d'efficacité, versez quelques gouttes de chaque huile dans un bain d'eau chaude et laissez-vous aller.

Phobies

Ce trouble se définit par une panique irraisonnée qui, dans certains cas, perturbe la vie quotidienne. Les phobies sont innombrables, car elles s'appliquent à une multitude de cas et de situations différentes. Parmi les plus répandues, on trouve l'agoraphobie, la peur des espaces extérieurs et l'acrophobie, la peur des lieux élevés. Plusieurs remèdes naturels sont efficaces contre ce genre d'angoisse : je pense tout particulièrement aux essences florales du Dr Bach, qui ont été formulées pour aider à gérer les problèmes émotionnels. Le remède Rescue© est une bonne solution contre les paniques légères ou aiguës : placez cinq gouttes sur la langue ou à l'intérieur des poignets, ainsi que derrière les oreilles. L'aromathérapie peut également venir en aide aux personnes phobiques. En situation de stress, utilisez un mélange d'huiles essentielles de bergamote, de lavande, de mélisse et d'ylang-ylang pour relaxer et rééquilibrer le système nerveux. Quelques gouttes de chacune de ces huiles dans une huile végétale de support vous permettront d'obtenir un élixir pour le bain aux vertus relaxantes et au pouvoir sédatif.

Spray antistress

Vaporisez aussi souvent que nécessaire pour combattre le stress.

▶ Quelques gouttes des huiles essentielles suivantes : bergamote, lavande, mélisse et ylang-ylang
▶ Eau de source

1. Dans un vaporisateur, déposez quelques gouttes des huiles essentielles et couvrez d'eau.
2. Vaporisez sur les poignets quand vous en ressentez le besoin.

Stress

Dans nos civilisations modernes, le stress est omniprésent. Les éléments qui empoisonnent notre santé mentale sont nombreux : une alimentation déséquilibrée, la pollution environnementale et sonore ou encore des problèmes financiers… tout cela est très néfaste pour notre bien-être. S'il s'attaque d'abord à l'esprit, le stress étend ensuite ses effets à tout l'organisme : en favorisant la surproduction d'hormones responsables de l'accélération de la respiration et du rythme cardiaque, il provoque des nausées et une surtension musculaire. Heureusement, de nombreux traitements naturels peuvent venir à bout de ce véritable fléau. Le premier remède, qui est aussi le plus évident, consiste à identifier ce qui génère du stress dans votre quotidien. Travaillez-vous trop ? Avez-vous l'impression que vos responsabilités à la maison sont trop prenantes, entre la famille, le ménage et le foyer à gérer ? Faites la liste de tout ce qui vous semble trop lourd à porter : les enfants à amener à l'école, la gestion des repas ou encore les rapports d'activité à rendre chaque mois à votre supérieur… En prenant conscience des facteurs de stress qui empoisonnent votre quotidien, vous ferez le premier pas sur le chemin du lâcher prise ! Une fois cette liste établie, relisez-la point par point et chaque fois, voyez si quelqu'un ou quelque chose peut vous aider. Pourquoi ne pas demander à votre voisine d'accompagner les enfants à l'école ? À charge pour vous d'aller les récupérer le soir. Le week-end, organisez un plateau télé ou faites-vous livrer des pizzas. En ce qui concerne les rapports à rendre à votre patron, voyez si un collègue ne peut pas s'en charger à votre place, en échange d'une autre tâche. Tournez-vous ensuite vers les solutions naturelles pour relâcher la pression.

Au petit déjeuner, dégustez un bol de bouillie d'avoine pour renforcer votre organisme et avoir des pensées plus claires et plus positives. Le soir après le travail, plongez-vous dans un bain relaxant : versez quelques gouttes d'huiles essentielles de camomille, de géranium, de lavande, de néroli et de rose sous le robinet d'eau chaude. Profitez ensuite d'un moment apaisant et stimulant.

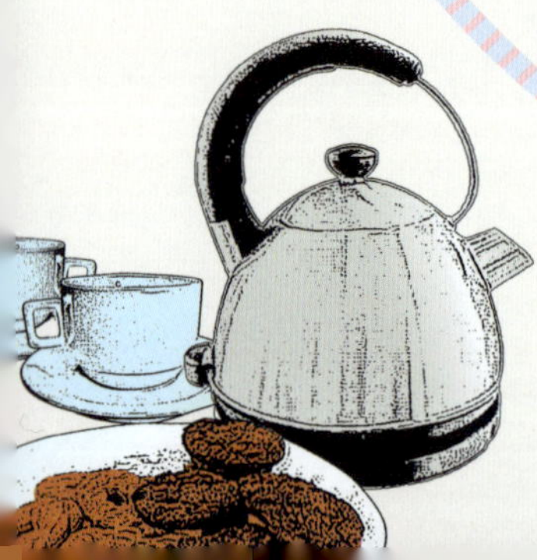

Dix astuces contre le stress

1. Levez-vous tôt pour profiter de 30 minutes paisibles que vous ne consacrerez qu'à vous. Profitez-en pour rassembler vos idées et votre énergie… Vous voilà prêt à affronter la journée qui vous attend !

2. Faites une promenade vivifiante en marchant à grandes enjambées. L'exercice physique libère de la sérotonine, l'hormone de la bonne humeur.

3. Organisez une soirée romantique avec votre partenaire. Massez-vous l'un l'autre avec des huiles essentielles au parfum sensuel diluées dans un peu d'huile végétale de support.

4. Respirez à fond ! En général, nous n'exploitons que 10 % de notre capacité pulmonaire. Imaginez les bienfaits sur le corps si nous passions à au moins 50 % ! Pratiquez des exercices de respiration régulièrement pour apprendre à mieux utiliser vos poumons.

5. Faites couler un bain chaud, allumez des bougies, plongez dans la baignoire et détendez-vous.

6. Riez. Passez un coup de fil à un ami qui vous amuse ou louez une comédie.

7. Installez-vous dans un endroit calme, votre fauteuil préféré par exemple, avec un bon livre pour seule compagnie.

8. Partez en promenade pour la journée en famille : sortir de la maison permet de laisser derrière soi la routine et les corvées. De temps en temps, cela fait le plus grand bien à tout le monde.

9. Le soir après le travail, suivez un cours ou une formation sur un sujet qui vous passionne.

10. Si vous ne parvenez pas à tenir le stress à distance et que vous vous sentez sur le point d'exploser, isolez-vous dans une autre pièce et comptez lentement jusqu'à dix avant de revenir régler la situation.

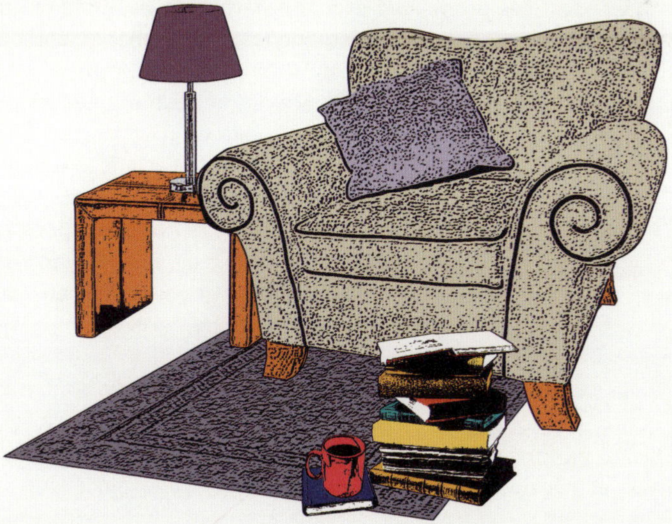

Rose *(Rosa)*

Reine des fleurs au parfum envoûtant et sensuel, la rose est également riche en propriétés stimulantes. C'est la plante de l'amour par excellence : Cléopâtre elle-même aurait jonché le sol de pétales de rose avant d'inviter Marc Antoine à pénétrer dans ses appartements. Aujourd'hui, la rose a la réputation de raviver la flamme de la passion et de favoriser la communication entre les amoureux. Prenez un bain à deux dans lequel vous aurez pris soin de disposer quelques pétales après avoir versé quelques gouttes d'huile essentielle de rose de Damas. Ou mieux encore, fabriquez votre propre huile de massage en mélangeant quatre gouttes d'huile essentielle de rose de Damas et quatre gouttes d'ylang-ylang à de l'huile d'amande douce. Quelques pétales jetés dans l'eau chaude et votre bain aura immédiatement une dimension plus sensuelle – en plus de soulager les **douleurs rhumatismales** !

L'eau de pétales de rose est souveraine contre les **yeux irrités** ou **fatigués**. Pour cela, rien de plus simple : versez tout simplement une tasse d'eau chaude sur les pétales et laissez reposer quelques minutes. Filtrez et utilisez cette infusion plusieurs fois par jour jusqu'à ce que l'état de vos yeux s'améliore.

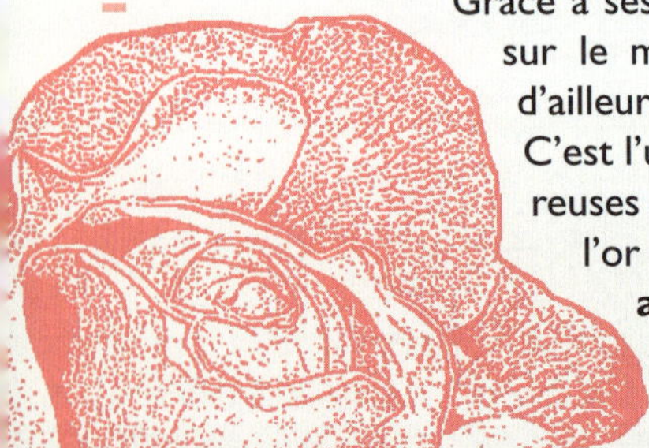

Grâce à ses propriétés et à son parfum, la rose règne en maître sur le monde des cosmétiques. Son huile essentielle entre d'ailleurs dans la composition de nombreuses fragrances. C'est l'une des matières premières cosmétiques les plus onéreuses : à poids équivalent, l'huile de rose vaut plus cher que l'or ! Les aromathérapeutes l'apprécient pour ses vertus **adoucissantes** et **tonifiantes** et l'utilisent surtout pour apaiser les tensions nerveuses. Après sa floraison, le rosier produit un fruit appelé cynorhodon, ou gratte-cul, qui contient des graines riches en vitamine C, en vitamine B et en carotène.

Les cynorhodons sont excellents pour la peau et contre les infections. Ils constituent également un bon **purifiant sanguin**. Les Chinois en font une tisane (voir page 47) qui soulage les **maux d'estomac** et régule l'**énergie vitale**. Enrichie d'une pincée de clous de

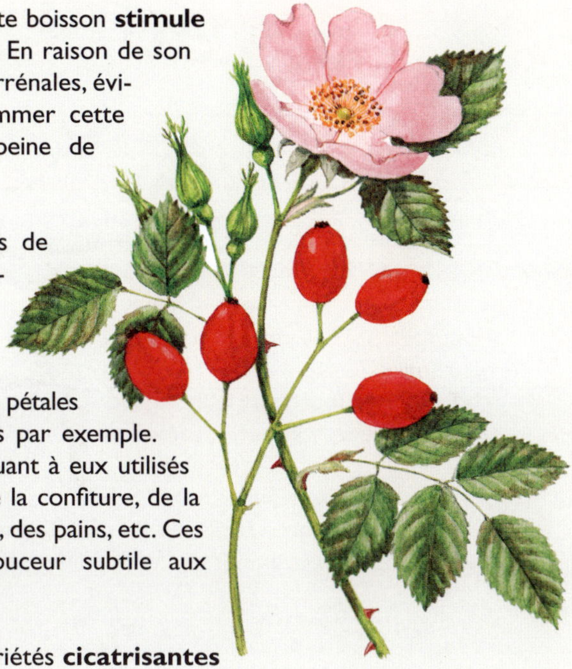

girofle et de cannelle, cette boisson **stimule** et **revigore** l'organisme. En raison de son action sur les glandes surrénales, évitez toutefois de consommer cette infusion le soir, sous peine de devoir vous relever !

En cuisine, si les pétales de rose apportent de l'élégance aux plats, ils possèdent également des **propriétés nutritionnelles**. Mélangez quelques pétales dans une salade de fruits par exemple. Les cynorhodons sont quant à eux utilisés pour fabriquer du vin, de la confiture, de la gelée, du sirop, des tartes, des pains, etc. Ces baies apportent une douceur subtile aux mets qu'ils agrémentent.

Pour intensifier les propriétés **cicatrisantes** des cynorhodons, suivez l'exemple chinois et consommez-le en infusion. Contrairement au sirop, elle ne contient pas de sucre et n'est donc pas contre-indiquée dans le cadre d'un régime amaigrissant. Comptez une cuillerée à soupe de fruits écrasés pour une tasse d'eau. Mettez les fruits et l'eau dans une casserole. Faites bouillir 20 minutes, puis filtrez à travers une mousseline pour éliminer les poils irritants des fruits. Dégustez cette tisane quatre fois par jour pour revigorer l'organisme.

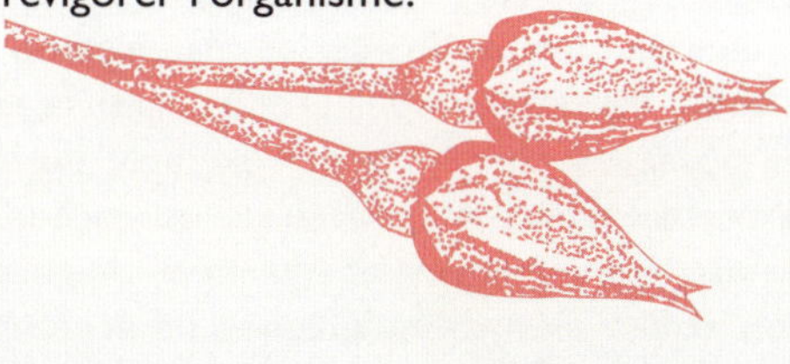

Le système nerveux

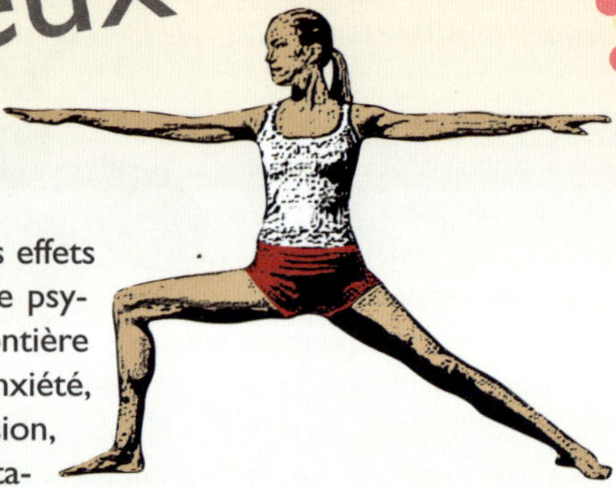

À petites doses, le stress a des effets bénéfiques, tant physiques que psychologiques. Toutefois, la frontière entre le « bon » stress et l'anxiété, la panique, voire la dépression, est ténue. En agissant simultanément sur le corps, la tête et l'esprit, les thérapies holistiques présentent un bon complément de confort aux traitements traditionnels.

Troubles liés à la sclérose en plaques

Atteinte chronique du système nerveux, la sclérose en plaques attaque la myéline, la gaine des nerfs. Elle entraîne donc une dégénérescence progressive des fonctions nerveuses. En améliorant et en entretenant la souplesse des membres, le yoga peut contribuer à ralentir la progression de la maladie. Des massages réguliers des articulations font également beaucoup de bien, tout comme la thalassothérapie. À la maison, essayez les bains à base de sels d'Epsom et procédez matin et soir à une alternance de douches froides et chaudes pour stimuler les nerfs. Ajoutez à votre alimentation des produits laitiers et cultivés les moins dénaturés possible : choisissez par exemple du beurre doux cru, de préférence biologique et provenant de vaches nourries à l'herbe, du fromage frais maison et du miel. Augmentez votre consommation en acides gamma-linoléniques, un acide gras présent notamment dans le faux safran (aussi appelé Carthame des teinturiers) et l'huile de bourrache. Pour soulager les douleurs et apaiser l'anxiété, pensez au remède Rescue©.

Troubles liés à un accident vasculaire cérébral (AVC)

Un AVC survient quand l'irrigation de la zone cérébrale est interrompue par un caillot de sang ou par la rupture d'une artère ou d'un vaisseau sanguin. Si le cerveau est privé d'oxygène et de glucose, il peut subir des dommages irrémédiables. La personne peut alors avoir des difficultés à se mouvoir ou à parler et souffrir de pertes de mémoire. Un AVC de faible ampleur peut engendrer des dysfonctionnements mineurs comme une faiblesse dans un bras ou une jambe, mais dans les cas plus graves, il conduit à la paralysie totale. Une fois par jour, massez doucement le corps, en insistant sur les muscles paralysés avec une huile d'amande douce additionnée de quelques gouttes d'huile essentielle de romarin.

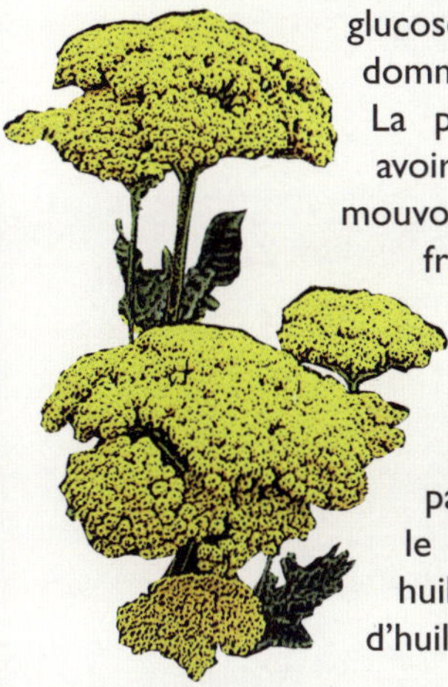

Tisane de romarin ou d'achillée millefeuille

Ces deux plantes sont connues pour améliorer la circulation sanguine.

▶ 1 poignée de feuilles d'achillée millefeuille ou 3 petits brins de romarin

1. Déposez les plantes dans une tasse et remplissez-la d'eau bouillante.
2. Couvrez et laissez infuser 10 minutes.
3. Filtrez, puis dégustez dans la limite de trois tasses par jour.

Troubles liés à la maladie de Parkinson

Il s'agit d'une affection chronique grave qui provoque des tremblements ou des secousses permanentes dans les membres, ainsi qu'une raideur dans la nuque. Les flocons d'avoine ont un effet calmant et stimulant sur le système nerveux. Réalisez votre propre tonifiant à boire tout au long de la journée.

Boisson tonifiante pour les nerfs

▶ 1 c. à s. de flocons d'avoine
▶ 30 cl d'eau

1. Mettez les flocons d'avoine et l'eau dans une casserole.
2. Portez à ébullition et maintenez 5 minutes à petits bouillons.
3. Filtrez et buvez chaque fois que le besoin s'en fait sentir.

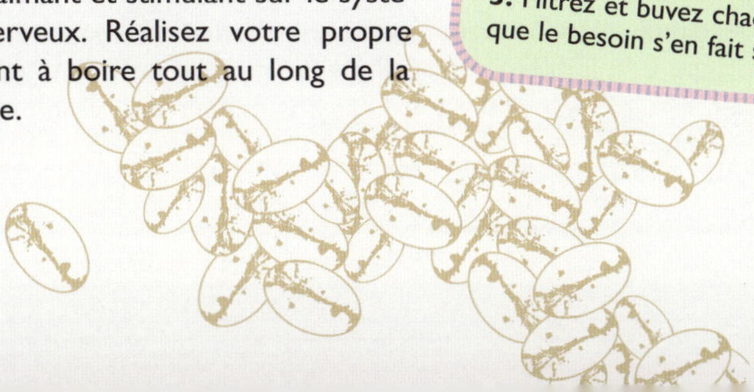

Troubles liés à l'épilepsie

L'épilepsie se manifeste par des évanouissements répétés parfois accompagnés de tremblements violents. Le principal problème de l'épilepsie est que les crises sont imprévisibles. Si vous êtes concerné, évitez dans la mesure du possible tout stress physique ou psychologique. Plongez-vous dans un bain chaud aux sels d'Epsom une fois par jour et dès que vous sentez une crise venir, prenez quelques gouttes du remède Rescue©.

Zona

Les symptômes du zona sont notamment une sensibilité accrue de la zone touchée, une forte fièvre, des nausées et l'apparition de petites vésicules très douloureuses. Les feuilles de plantain *(Plantago major)* écrasées soulagent efficacement les douleurs névralgiques et les éruptions : broyez les feuilles, puis posez-les sur la zone à traiter. Baignez la peau avec un peu de teinture de souci (voir page 98), de plantain ou de millepertuis : diluez un volume de teinture pour dix volumes d'eau, imbibez un linge de ce mélange et appliquez-le en compresse froide sur le zona.

Teinture de plantain

- ▶ 1 grosse poignée de feuilles de plantain
- ▶ 20 cl d'alcool (vodka biologique, par exemple)

1. Disposez les feuilles de plantain dans un pot en verre assez large et couvrez d'alcool et d'eau.
2. Fermez et laissez reposer deux semaines en secouant de temps à autre.
3. Filtrez le liquide à travers une passoire recouvert d'un linge fin.
4. Versez dans une bouteille en verre teinté et utilisez cette teinture dans l'année.

Migraine

La migraine est une céphalée sévère qui est souvent associée à des problèmes de digestion, du foie et de la vision. La crise peut durer trois jours et peut être associée à des nausées et des vomissements. La personne victime d'une migraine peut également souffrir de troubles oculaires : intolérance à la lumière, vision floue, apparition de points noirs ou de lignes en zigzag devant les yeux. Les gens migraineux ressentent généralement une tension et une raideur permanentes dans les muscles de la tête et du cou. Une compresse froide permet de soulager les douleurs : dans un bol d'eau froide, déposez deux gouttes d'huile essentielle de lavande. Baignez un linge, essorez-le avant de l'appliquer sur les tempes. La grande camomille *(Tanacetum parthenium)* est une plante régulièrement citée dans les remèdes contre la migraine. En cas de crise, consommez-en deux petites feuilles mélangées à votre nourriture.

Mal de tête

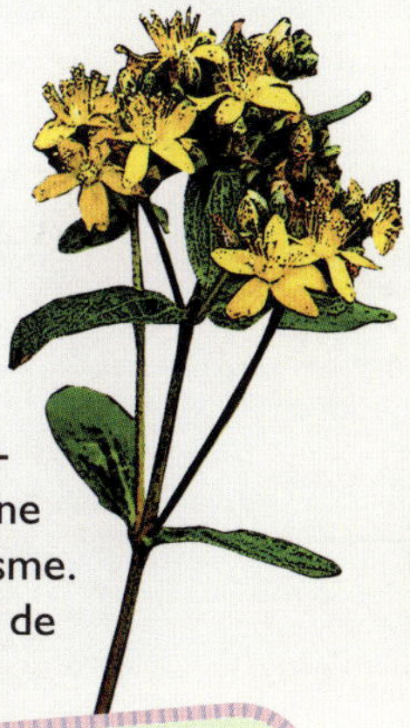

La douleur du mal de tête ou céphalée est provoquée par l'irritation des extrémités nerveuses situées dans l'épaule, le cou et les muscles du cuir chevelu. Un bain de pieds à base de racine de gingembre peut aider à soulager la tête et à réchauffer le corps. Remplissez une bassine d'eau chaude et versez 5 cm de racine de gingembre râpée. Placez vos pieds dans la bassine et détendez-vous pendant 15 minutes. Si vous n'avez pas de gingembre sous la main, essayez la moutarde (voir page 62). Buvez une tisane de menthe poivrée pour relaxer et apaiser votre organisme. Appliquez en massage une ou deux gouttes d'huile essentielle de lavande sur vos tempes ou à l'intérieur de vos poignets. Vous pouvez également en déposer un peu sur un mouchoir et le respirer. Prenez un bain chaud relaxant dans lequel vous aurez versé quelques gouttes d'huile essentielle de camomille, de lavande et d'ylang-ylang.

Névralgie

Ce terme s'applique à toute douleur, permanente ou intermittente, provoquée par un nerf. Si vous souffrez de névralgie, le millepertuis *(Hypericum perforatum)* est fait pour vous. Utilisez son huile en massage doux sur le corps.

Huile de millepertuis

Cette huile peut être employée en massage pour aider à soulager les douleurs nerveuses. Elle est également efficace contre les problèmes de peau, notamment l'herpès labial.

- 1 poignée de fleurs de millepertuis
- 20 cl d'huile végétale de tournesol

1. Mettez les fleurs dans un mortier avec un peu d'huile.
2. Pilonnez jusqu'à obtenir une purée et placez les fleurs écrasées dans un grand pot en verre. Couvrez d'huile.
3. Secouez et laissez 21 jours en plein soleil. Le macérât est prêt à être utilisé lorsqu'il devient rouge.

Romarin *(Rosmarinus officinalis)*

Le romarin est une plante très polyvalente : ses feuilles, ses fleurs et l'huile essentielle qui en est extraite sont utilisées dans de nombreuses préparations culinaires, médicinales et aromathérapeutiques. Arbuste persistant pouvant atteindre un mètre et demi de hauteur, ses feuilles sont vert-de-gris en forme d'aiguilles et ses fleurs, d'un bleu tirant sur le violet, font le régal des abeilles. Originaire d'Asie, on le trouve aujourd'hui dans la plupart des jardins aromatiques occidentaux. La culture du romarin ne présente aucune difficulté. Selon le climat, il peut être utilisé pour faire des bordures ou en simple buisson ornemental. Il s'épanouit au soleil, dans un substrat bien drainé et dans les milieux chauds et secs. Il tolère également le gel pendant une courte période s'il est à l'abri des vents froids. Pendant les hivers longs et rigoureux, cultivez le romarin sous serre ou à l'intérieur de votre maison, derrière une vitre ensoleillée. Si la plante s'accommode de tous les types de sols, elle préfère les terrains alcalins : ajoutez des coquilles d'œuf ou de la cendre de bois à votre terre si elle est trop acide.

Son nom vient du latin *Rosmarinus*, signifiant « rosée de mer » en référence à son goût pour l'eau. Les Égyptiens, les Hébreux, les Romains et les Grecs vénéraient le romarin ; ces derniers l'utilisaient d'ailleurs pour chasser les mauvais esprits et les maladies. Cette habitude perdura jusqu'au Moyen Âge, où la plante protégeait les populations des démons et, surtout, de la peste. Plus tard, à la Renaissance, le romarin était très apprécié des apothicaires : il avait la réputation d'une plante quasi miraculeuse. Pendant l'Antiquité, en raison de sa facilité de culture, les pauvres l'utilisaient comme encens en remplacement de l'oliban ou de la myrrhe, bien trop onéreux. En référence à ses vertus **purifiantes**, on a coutume de dire que brûler une branche de romarin éloigne les pensées négatives. Hippocrate, Galien et Dioscoride prescrivaient le romarin contre les **troubles hépatiques**.

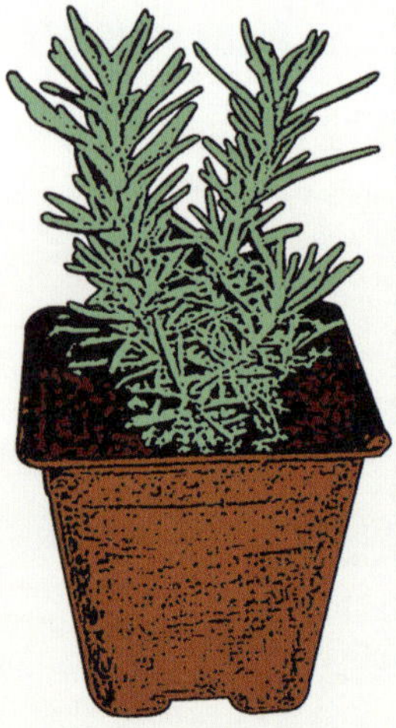

Astringente et **revigorante**, cette aromatique est excellente contre les **douleurs musculaires** et les **claquages** et fait des merveilles pour soulager les **rhumatismes.** Elle augmente la **transpiration** tout en stimulant le **foie** et la **vésicule biliaire**. Elle améliore la **digestion** et la **circulation** et possède des propriétés **antibactériennes**, **antifongiques**, **antivirales**, **analgésiques**, **antidépressives** et **anti-inflammatoires**. Ses vertus **antioxydantes** protègent efficacement des radicaux libres. Elle a un effet **tonifiant** et **stimulant** sur la peau et est formidable en traitement **antipelliculaire** et pour **fortifier les cheveux** et le cuir chevelu.

L'huile essentielle de romarin est extraite des fleurs fraîches de la plante par distillation. Son odeur herbacée est fraîche et puissante. Elle peut être utilisée en vaporisation ou dans un brûle-parfum, ainsi que dans la baignoire ou combinée à une huile de support pour réaliser une huile de massage. Très **stimulante**, elle ne convient ni aux personnes souffrant d'épilepsie ou d'hypertension ni aux femmes enceintes. Elle a un effet **vivifiant** prononcé sur le cerveau et le système nerveux central et nettoie efficacement l'esprit tout en améliorant la mémoire et la conscience.

Grâce à ses propriétés **diurétiques**, l'huile essentielle de romarin agit sur la **rétention d'eau** due au syndrome prémenstruel et aux règles. En outre, c'est un bon allié contre la **cellulite**. Elle est également efficace contre les **affections respiratoires** telles que l'asthme, la bronchite, le rhume chronique, la sinusite et la coqueluche. En application cutanée, elle a une action **décongestionnante** et **anti-inflammatoire**. Elle peut aussi traiter l'**acné**, les **dermites** et enfin l'**eczéma**.

Le romarin est une plante très désaltérante : ajoutez-en un peu à votre infusion, vous lui donnerez une saveur particulière et profiterez de son effet coup de fouet ! Coupez pour cela un rameau de 10 cm, lavez-le, puis placez-le dans votre théière. Laissez infuser 2 à 3 minutes. Dégustez cette infusion avec ou sans lait.

Mettez par ailleurs un peu de romarin dans vos marinades de viandes et de poissons pour en relever le goût : comptez deux cuillerées à café de feuilles hachées pour deux cuillerées à soupe d'huile d'olive.

L'appareil digestif

Savez-vous que 70 % de votre système immunitaire se trouve dans votre intestin et que l'acide gastrique, loin d'être un élément néfaste, joue le rôle de barrière protectrice en détruisant les mauvaises bactéries ? Avez-vous conscience que votre alimentation et votre mode de vie vous aident à maintenir l'équilibre acido-basique de votre estomac et que c'est grâce à cet équilibre que vous assimilez mieux la nourriture et que vous êtes en forme ? Pour prendre soin de votre appareil digestif, respectez quelques règles simples : mettez-vous à table à heures fixes, ne sautez pas de repas et prenez un vrai petit déjeuner – ne vous contentez pas d'un café. Mangez peu, mais souvent, dînez plus tôt si vous le pouvez et ne buvez pas trop d'eau au cours du repas pour ne pas diluer les sucs gastriques. Évitez les aliments riches en graisses et en sucres que votre organisme aura du mal à assimiler. Proscrivez aussi les boissons gazeuses, car leur acidité irrite les parois de l'estomac.

Autre conseil très important : veillez à prendre vos repas dans une ambiance détendue. Si vous mangez alors que vous vous sentez stressé, vous risquez de perturber votre digestion. Et n'oubliez pas qu'il est bien plus sain de partager un bon plat en famille ou avec des amis que d'engloutir son assiette seul devant la télévision…

L'acide gastrique est un élément clé de la digestion. Il est pourtant souvent perçu comme une substance néfaste à contrôler avec des antiacides ou des antisécrétoires gastriques. En réalité, beaucoup consultent un nutritionniste pour le problème inverse : ils produisent trop peu de suc gastrique et souffrent de troubles digestifs.

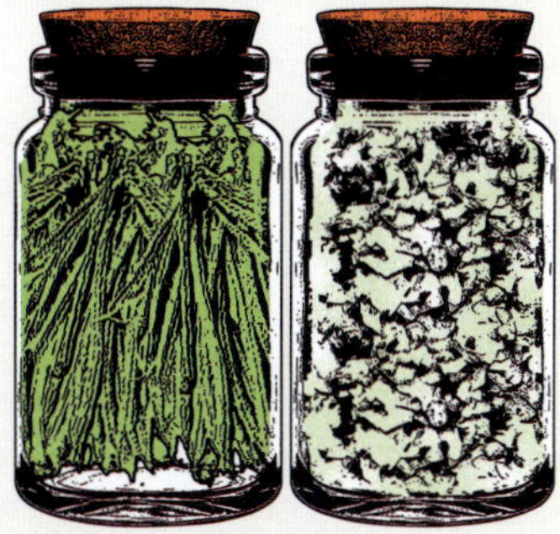

Les plantes sont alors des alliées précieuses, car elles aident à réguler la sécrétion des sucs gastriques, calment les muqueuses irritées et protègent des dommages causés par des médicaments trop agressifs.

Si vous avez toujours faim, les gencives qui saignent, une mauvaise haleine et des intestins paresseux, il est temps d'agir ! La nourriture frite et épicée, la viande rouge, l'alcool, les agrumes, les tomates, la caféine, le tabac… Tout cela va aggraver vos problèmes en empêchant les parois de votre estomac de cicatriser. Heureusement, la nature a mis à notre disposition de nombreux remèdes naturels pour régler les déséquilibres gastriques.

Le foie est un élément important de l'appareil digestif. Il est responsable du processus de digestion et il nettoie l'organisme. Rempli de sang, c'est l'organe le plus volumineux du corps humain. Mieux notre foie se porte, plus il est en mesure d'assurer une bonne circulation sanguine dans tout l'organisme pour nourrir les muscles et les garder souples et indolores. C'est également lui qui sécrète la bile pour émulsifier les graisses de la digestion. Il produit et dégrade certaines hormones, dont les œstrogènes, ainsi que le cholestérol, une substance vitale pour le corps. Il régule enfin le taux de sucre dans le sang. L'un des rôles les plus importants du foie est la détoxication. Il fabrique 13 000 molécules chimiques et possède 2 000 systèmes d'enzymes essentiels au bon fonctionnement de tout notre corps, cerveau compris.

Mauvaise digestion, gonflement abdominal, nausées après des plats trop gras, glycémie instable, haleine et/ou langue chargée au réveil, intolérance aux aliments riches, constipation, fatigue et somnolence après les repas, blanc des yeux jaunâtre, faible résistance à l'alcool et chaleur corporelle excessive… Voilà de quoi l'on souffre en général lorsque l'on est victime de troubles hépatiques.

En fin de journée, ressentez-vous une baisse d'énergie qui vous fait vous jeter sur la première tablette de chocolat venue ? Vous réveillez-vous au petit matin, incapable de vous rendormir parce que votre cerveau est hyperactif ? Vous énervez-vous à propos de choses qui d'habitude vous

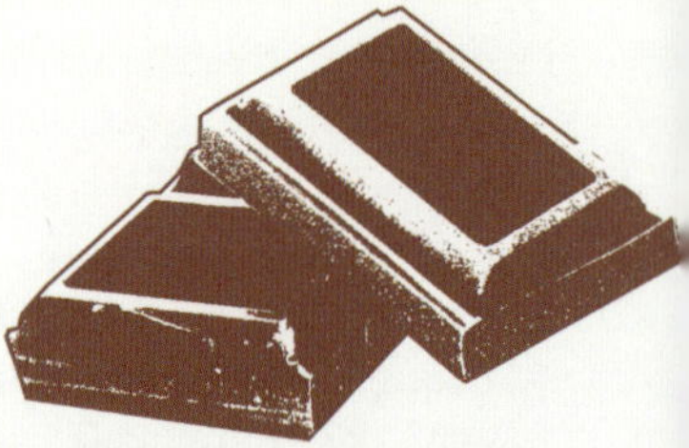

laissent de marbre et avez-vous des problèmes dermatologiques ou digestifs ? Si la réponse est oui, vous souffrez certainement d'un déséquilibre hépatique.

Fort heureusement, les remèdes naturels sont là pour vous aider à vous reprendre en main. Dans les pages suivantes, vous allez découvrir comment améliorer votre digestion. Vous apprendrez à réaliser une infusion de cynorhodons, souveraine contre les maux d'estomac et à résoudre vos problèmes de constipation.

Nausées et vomissements

Ce sont des symptômes communs à un grand nombre de troubles et de maladies, dont la migraine, l'intoxication alimentaire ou encore la gastro-entérite. Le stress et l'anxiété peuvent également provoquer des sensations de nausées, sans qu'elles soient suivies de vomissements. L'infusion de gingembre réchauffe et calme les douleurs gastriques. Elle est aussi utile aux femmes enceintes qui souffrent de nausées matinales. Dans une tasse, râpez un morceau de gingembre de la taille d'un demi-pouce et couvrez d'eau bouillante. Laissez infuser, puis filtrez et buvez chaud. Pensez au remède Rescue© pour apaiser le corps et l'esprit : mettez cinq gouttes dans un verre d'eau, puis mélangez et buvez.

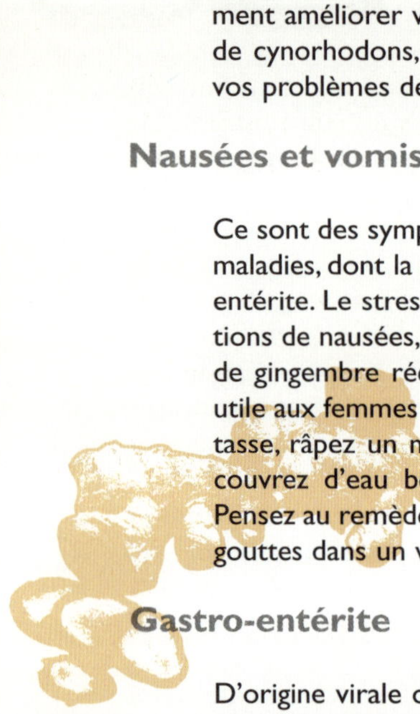

Gastro-entérite

D'origine virale ou bactérienne, la gastro-entérite est une inflammation aiguë de l'estomac qui est souvent accompagnée de fièvre, de diarrhée et de douleurs abdominales. Le miel, un antibiotique et anti-inflammatoire naturel, est particulièrement recommandé. Avalez-en une cuillerée à café à intervalles réguliers, puis appliquez quelques gouttes d'huile essentielle de camomille romaine sur le ventre et massez pour soulager les douleurs. Dès que vous vous sentez mieux, aidez votre flore intestinale à se reconstituer en consommant des yaourts biologiques.

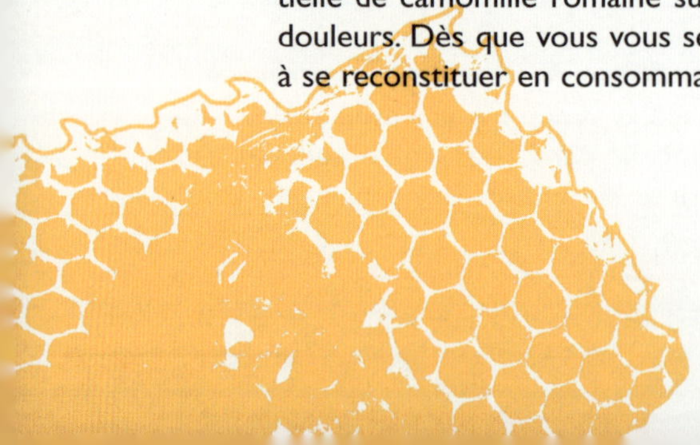

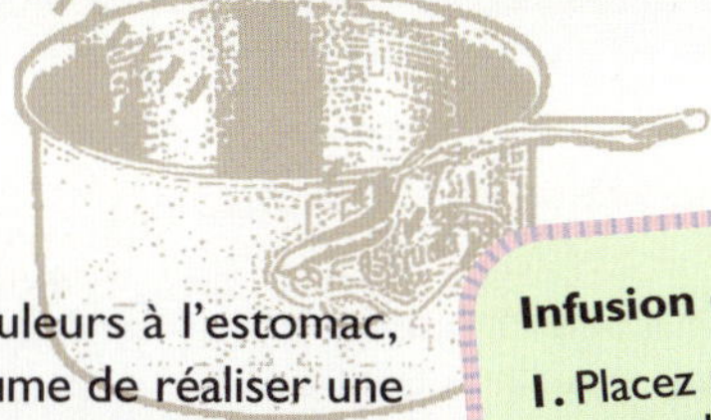

Maux d'estomac

Pour soulager les douleurs à l'estomac, les Chinois ont coutume de réaliser une infusion à base de cynorhodons, les fruits du rosier. Cette tisane permet également de réguler l'énergie vitale. En revanche, évitez d'en consommer le soir si vous ne voulez pas avoir à vous relever pendant la nuit ! L'infusion de cynorhodons a l'avantage de ne pas contenir de sucre ; elle est donc tout à fait compatible avec un régime.

Infusion de cynorhodons

1. Placez une cuillerée à café de cynorhodons écrasés dans une tasse d'eau.
2. Faites bouillir 20 minutes, puis filtrez à travers un linge pour éliminer les poils irritants des fruits.
3. Dégustez cette tisane quatre fois par jour pour rétablir l'organisme.

Indigestion et brûlures d'estomac

Les brûlures d'estomac surviennent généralement après un repas trop riche ou pris trop rapidement. Utilisez la menthe verte *(Mentha spicata)* en infusion pour favoriser la digestion ou appliquez quelques gouttes d'huile essentielle en massage sur le ventre. Si vous vous sentez lourd en sortant de table, croquez quelques graines de fenouil *(Foeniculum vulgare)*.

Infusion d'aneth

1. Déposez une poignée d'aneth dans une tasse. Couvrez d'eau bouillante et placez un couvercle.
2. Laissez infuser 10 minutes.
3. Filtrez et buvez chaud.

Si vos douleurs sont plutôt provoquées par les gaz, préparez-vous une boisson chaude à base d'aneth *(Anethum graveolens)*. Et n'oubliez pas le concombre : en salade ou en jus, il diminue les aigreurs d'estomac.

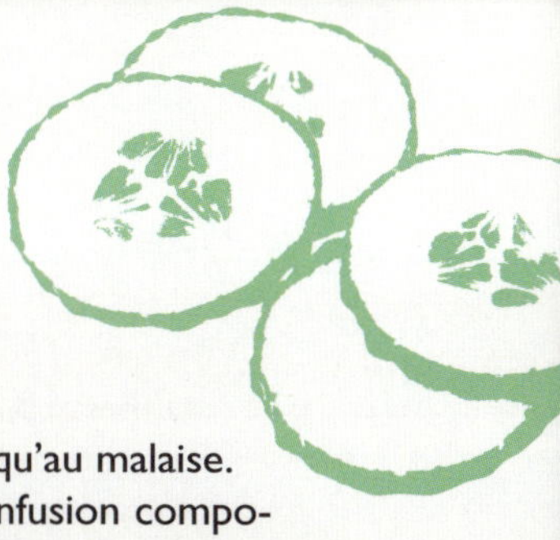

Mal des transports

Le mal des transports provoque des nausées, parfois jusqu'au malaise. Veillez à toujours avoir sur vous une petite bouteille d'infusion composée de camomille, de menthe verte (voir page 49) et de fenouil. Mâchez des feuilles de menthe verte fraîches pour stabiliser l'estomac.

Constipation

En cas de constipation, appliquez quelques gouttes d'huile essentielle de fenouil ou de romarin en massage sur l'abdomen, dans le sens des aiguilles d'une montre. Certaines plantes médicinales, qui ont un effet laxatif, peuvent venir à bout de la constipation à condition d'être utilisées avec précaution, comme la réglisse (*Glyssyrhiza glabra*) : préparez-en une infusion à boire dans la limite de trois tasses par jour.

Infusion de réglisse

1. Coupez un bâton de réglisse en morceaux et mettez-les dans une tasse. Couvrez d'eau bouillante et posez un couvercle sur la tasse.
2. Laissez infuser 10 minutes.
3. Filtrez à travers une passoire à thé et buvez quand vous en ressentez le besoin.

Diarrhée

De nombreuses maladies ont pour effet de rendre les selles liquides ou molles, tout comme parfois, le stress et l'anxiété. Céréale adoucissante, l'avoine contribue à la bonne santé intestinale : faites-en un lait (voir page 30) à boire trois fois par jour. La carotte est quant à elle traditionnellement utilisée pour lutter contre la diarrhée, en particulier chez les bébés. En jus ou en soupe, elle apaise aussi l'intestin.

Jus de carotte

1. Passez trois carottes à la centrifugeuse.
2. Versez dans un verre et consommez immédiatement.
3. Buvez ce jus trois fois par jour tant que les symptômes persistent.

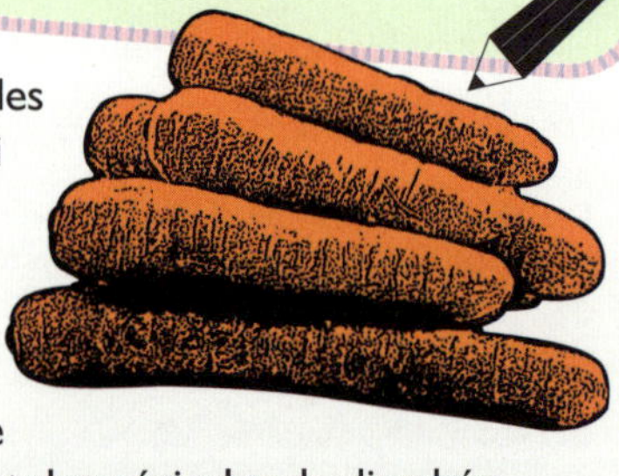

Syndrome du côlon irritable

Il s'agit d'un trouble très répandu qui se manifeste par des douleurs abdominales et des périodes de diarrhée alternant avec des phases de constipation. Si vous en souffrez, buvez des tisanes de menthe verte ou de camomille aux propriétés apaisantes et antispasmodiques. Massez également la région du ventre avec quelques gouttes d'huile essentielle de camomille romaine.

Flatulences

Les flatulences sont le résultat d'une trop grande quantité de gaz dans l'organisme, généralement due à des aliments mal tolérés par l'appareil digestif ou avalés trop rapidement. Mangez des graines de céleri pour diminuer les flatulences et buvez une infusion d'aneth (voir page 47) pour soulager la sensation d'inconfort.

Hépatite

Il s'agit d'une irritation des cellules du foie. La plupart d'entre nous connaissent les hépatites A, B ou C, mais il existe des variantes moins célèbres telles que l'hépatite chronique active, la stéatohépatite, l'hépatite alcoolique ou encore, l'hépatite toxique. On estime à 250 millions le nombre de personnes dans le monde qui souffrent d'hépatite C ; les porteurs chroniques d'hépatite B seraient quant à eux 400 millions. Les tonifiants hépatiques, comme le chardon-Marie, le pissenlit ou l'ortie, peuvent être utilisés quotidiennement pour accompagner la guérison du foie. En massage, un peu d'huile essentielle de camomille romaine ou de pamplemousse sur le ventre peut soulager les douleurs. Si vous préférez, prenez un bain chaud dans lequel vous aurez pris soin de verser quelques gouttes des huiles essentielles citées plus haut.

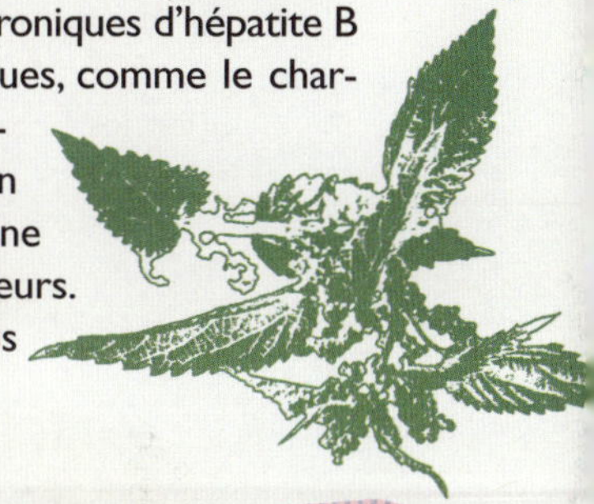

Maladie de Crohn

Cette maladie se manifeste par une inflammation du côlon qui peut entraîner des douleurs abdominales et de l'anémie, mais aussi une perte d'appétit et de poids. Appliquez quelques gouttes d'huile essentielle de camomille romaine sur le ventre et massez doucement pour calmer les douleurs. Buvez une infusion à base de menthe verte qui apaisera l'intestin et le protégera des irritations.

Infusion de menthe verte

Cette infusion est également efficace contre le mal des transports. Prévoyez d'en emporter une petite bouteille et pensez à en boire un peu durant votre trajet.

1. Mettez une poignée de feuilles de menthe fraîches dans une tasse. Couvrez d'eau bouillante.
2. Laissez infuser 10 minutes.
3. Filtrez à travers une passoire à thé et buvez quand vous en ressentez le besoin.

Pissenlit *(Taraxacum officinale)*

Également appelé « dent-de-lion », le pissenlit tient sans doute ce deuxième nom de la forme de ses feuilles rappelant les crocs du célèbre félin africain. Alors qu'elle est généralement considérée comme une mauvaise herbe, cette plante possède en réalité de grandes vertus nutritionnelles et médicinales méconnues. C'est en revanche le fléau des jardiniers, car elle repousse dès qu'on l'arrache, plus vigoureuse et résistante que jamais.

Le pollen du pissenlit fait le régal des insectes et les oiseaux raffolent de ses graines. La plante est aisément reconnaissable : au printemps et en été, elle produit des fleurs d'un jaune lumineux qui laissent place, à la fin de la belle saison, aux aigrettes. Celles-ci peuvent pousser en une nuit et sont constituées de milliers de graines minuscules entourées d'un duvet blanc vaporeux qu'une simple brise suffit à disperser dans l'air.

Si on les brise, la tige et la racine laissent couler une sève laiteuse un peu collante qui, dit-on, est efficace contre les **verrues**, les **boutons** et les **plaies**. Elle peut également être appliquée sur les **piqûres d'abeilles** et sur les **cloques** pour soulager et calmer une **inflammation**. Le pissenlit a la réputation d'avoir un goût âcre, mais ses jeunes feuilles sont délicieuses en salade et peuvent agrémenter divers plats. Nos palais modernes privilégient le sucré et le salé au détriment de l'amer, mais jadis, il en allait tout autrement et la plante figurait fréquemment à la table de nos ancêtres. Une fois familiarisé avec leur saveur, n'hésitez pas à ajouter quelques feuilles dans une salade pour en

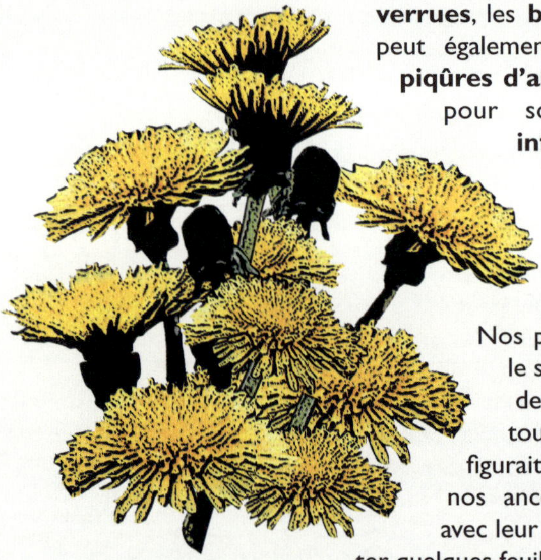

relever le goût. Récoltez les pissenlits au tout début du printemps avant l'apparition des fleurs, puis une seconde fois à la fin de l'automne. Évitez bien entendu les plantes susceptibles d'avoir été contaminées par des désherbants ou par des pesticides. Sautées à la poêle ou cuites à la vapeur, les feuilles ont une saveur beaucoup plus douce. Ajoutez-les dans vos soupes, ragoûts et pains.

Les feuilles de pissenlit sont particulièrement **nutritives** : leur concentration en **bêta-carotène** est plus importante que celle des carottes et elles sont très riches en fer et en calcium, mais aussi en vitamines et en minéraux. Quant aux fleurs, on peut les incorporer à une salade, qu'elles illumineront de leur joli jaune doré ou encore les déguster en beignets. Elles sont également utilisées depuis des siècles pour confectionner un vin : si vous souhaitez essayer, récoltez-les au milieu du printemps et éliminez toutes les parties vertes. Vous trouverez facilement une recette sur Internet ou dans un livre dédié à la cuisine des plantes sauvages.

La racine peut être consommée toute l'année, même si elle ne compte pas parmi les plus savoureuses. En revanche, elle est très utile pour épaissir les soupes. Il paraît en outre que la décoction de racines de pissenlit a une action **vivifiante** sur tout l'organisme, en particulier le **foie** et la **vésicule biliaire**. Cela explique la présence de cette plante dans la composition de toniques de printemps. Elle est si riche en vitamines et en minéraux qu'il est recommandé de boire quotidiennement une tasse d'infusion de ses feuilles pour recharger ses batteries. Excellente alliée de la **digestion**, cette tisane peut aussi être versée dans un bain d'eau chaude pour apaiser les **peaux irritées** ou **eczémateuses**.

Aux États-Unis, pendant la Première Guerre mondiale, Henry Ford eut l'idée de pallier la pénurie de caoutchouc en fabriquant du latex à partir de pissenlit. Le produit était de qualité, mais les difficultés d'approvisionnement furent telles qu'on abandonna les recherches à la fin de la guerre. Dans la mythologie druidique, rêver de pissenlit annonce des obstacles ou une période de changement et de défis dont on peut tirer profit. Jadis, les amoureux surnommaient le pissenlit « l'horloge des fées », car on disait qu'il suffisait de disséminer les aigrettes pour connaître les sentiments de l'être aimé.

Chardon-Marie *(Sylibum marianum)*

Cousin de la marguerite, le chardon-Marie appartient lui aussi à la famille des Astéracées. Malgré ses piquants, c'est une espèce végétale charmante qui produit des fleurs d'un rose soutenu. Prolifique, voire envahissant, on le trouve en quantité dans les pays méditerranéens, en Afrique du Nord et au Moyen-Orient. Il doit son nom à une légende : la Vierge Marie, donnant le sein à l'enfant Jésus, aurait fait tomber quelques gouttes de lait sur les feuilles d'un chardon. En coulant, il aurait dessiné ses nervures blanches si caractéristiques. La plante est également surnommée « lait de Notre-Dame », « artichaut sauvage » ou encore « chardon argenté ».

Le chardon-Marie est réputé pour ses incroyables vertus **cicatrisantes** sur le foie et est employé comme **tonifiant hépatique** depuis plus de 2 000 ans : les fêtards ayant du mal à se remettre d'une nuit d'excès le remercient ! Ses graines contiennent de la silymarine, un flavonoïde très efficace contre toutes les **affections du foie**, de la **cirrhose** à l'**hépatite**, en passant par les troubles de la **vésicule biliaire**. Il est également un bon soutien pour les personnes sous chimiothérapie. Pris à doses régulières, l'effet **stimulant** du chardon-Marie est d'un grand secours pour le **foie** ; cet organe chargé d'éliminer les excès de substances néfastes pour notre organisme telles que la caféine, l'alcool, la drogue, la viande rouge et les aliments trop gras et trop sucrés, mais aussi les pesticides et les polluants environnementaux.

Le foie est également l'organe siège des émotions primitives négatives comme la colère. Utilisée avec discernement, c'est une réaction saine, mais la plupart du temps, il est difficile de l'exprimer de façon constructive et certaines personnes ont recours à des substances plus ou moins néfastes pour réprimer leurs émotions.

On dit que cette plante est arrivée en Bretagne avec les troupes romaines qui en utilisaient toutes les parties en cuisine et en médecine. Pline l'Ancien, célèbre savant et naturaliste romain, vante dans l'un de ses écrits les vertus du chardon-Marie qui, mélangé à un peu de miel, serait excellent pour « éliminer les excès de bile ». D'ailleurs, ce texte est un des plus anciens documents à mentionner le pouvoir **cicatrisant** de cette plante sur le foie.

En raison de la légende à laquelle elle doit son nom, on a longtemps cru que la plante stimulait la lactation des femmes. Cependant, rien ne prouve que ce soit le cas. Atout intéressant, le chardon-Marie est si doux qu'il peut être utilisé sans danger par les **femmes enceintes** ou qui allaitent, ainsi que par les **enfants**. Ses vertus détoxifiantes sont d'un grand secours contre l'**acné**, l'**eczéma** et le **psoriasis**.

Ce sont surtout les graines de chardon-Marie que l'on utilise dans les préparations pharmaceutiques. Vous les trouverez en vente dans certains magasins biologiques ou sur Internet. Très présente dans les potagers, la plante était également consommée comme légume : les fleurs, notamment, se dégustaient comme des artichauts. Aujourd'hui encore, ses pousses sont très appréciées dans certains pays pour leur saveur et leur pouvoir nutritif ; on les cuisine généralement comme le chou. Les feuilles ont un goût semblable à celui de l'épinard.

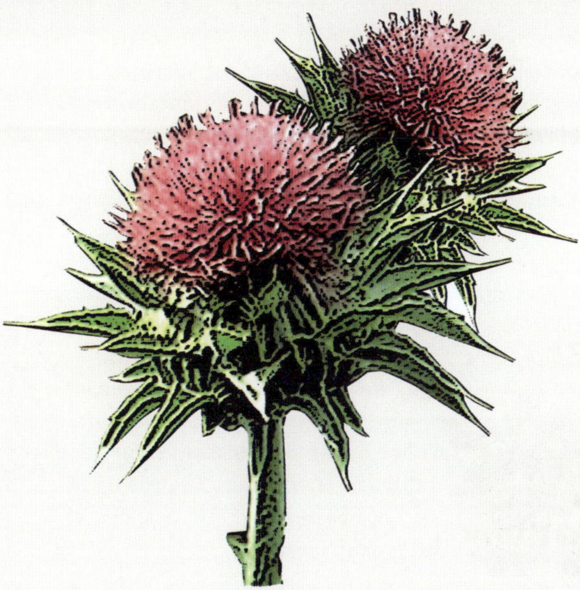

L'appareil urinaire

Ce sont nos reins qui préservent, nettoient et font circuler les fluides corporels dans notre organisme. Pour aider le système rénal à maintenir l'équilibre de ces fluides, buvez beaucoup d'eau et limitez les boissons et les aliments déshydratants comme le café ou l'alcool. Un manque de fluides dans le corps peut d'ailleurs entraîner différents désagréments : bouche sèche, maux de tête, yeux secs et qui grattent, articulations douloureuses et raides (en raison d'un manque de liquide synovial), peau sèche, troubles des voies urinaires…

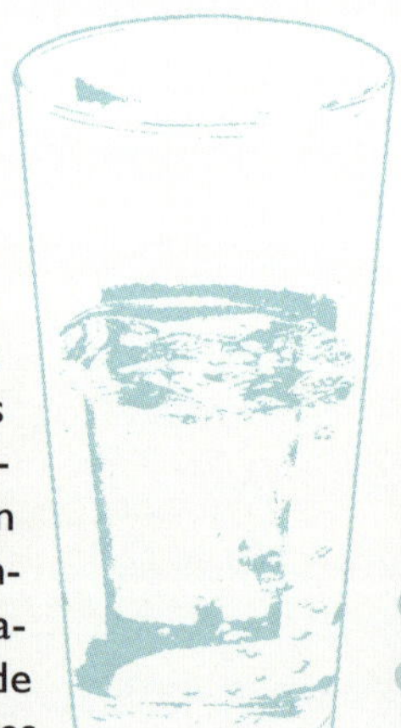

Voilà pourquoi il est si important de boire deux litres d'eau par jour. Il est également conseillé de réduire ses apports en sucre et en graisse et de privilégier une alimentation équilibrée. Au début, les aliments riches dont vous aviez l'habitude vont vous manquer. Résistez à la tentation en mangeant beaucoup de légumes verts et de céréales complètes. Peu à peu, votre organisme va se débarrasser de toutes les toxines qui l'encombrent. Pour une alimentation riche en vitamine B, en fer, en potassium, en magnésium, en cuivre et en zinc, consommez davantage de légumes verts, d'oléagineux, de fruits, de viande blanche et de poisson. Pour les apports en vitamine C, privilégiez le brocoli, le chou, les oranges et les fruits rouges.

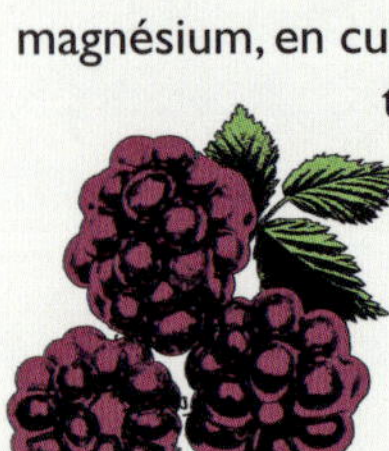

Un déséquilibre rénal peut avoir des conséquences bien plus graves qu'une simple déshydratation. En médecine chinoise, les reins et la vessie appartiennent à l'élément Eau et les émotions liées à ces organes sont la peur et l'anxiété. Dans notre corps, quand l'élément Eau est bien équilibré et que nos reins sont en bonne santé, notre rapport à la peur est sain. À l'inverse, s'il est déséquilibré, nous ne ressentons aucun sentiment de peur ou nous vivons au contraire dans un état d'anxiété permanent.

La mission principale des reins est de débarrasser l'organisme de ses toxines. La réflexologie, une discipline pratiquée depuis des milliers d'années pour maintenir l'équilibre du corps, peut aider à tonifier les reins et à les maintenir en bonne santé. Au centre de vos pieds, repérez les zones associées aux reins. Appuyez avec votre pouce et effectuez un petit mouvement circulaire pour en stimuler le fonctionnement.

Certains produits naturels contribuent efficacement à encourager le système rénal : les graines de céleri et de fenouil, par exemple, car ces deux plantes sont fortement liées à l'appareil urinaire. Pour en savoir plus sur les incroyables pouvoirs cicatrisants de l'urine, consultez la page 57. Si vous arrivez à dépasser votre dégoût, vous aurez en votre possession une arme de guérison massive !

Troubles liés aux calculs rénaux

Il s'agit d'une cristallisation de l'urine, souvent très douloureuse. Parfois, on trouve des traces de sang dans les mictions. Purgez vos reins en buvant un jus de citron mélangé à un verre d'eau chaude, trois fois par jour. Versez quelques gouttes d'huile essentielle de citron, de fenouil et de géranium dans un bain chaud ou dans une huile de support, d'amande douce par exemple. Utilisez cette huile de massage sur le bas du dos et la région de la vessie. Fabriquez également un tonique à base de graines de céleri.

Tonique aux graines de céleri

- 2 c. à s. de graines de céleri
- 60 cl de cognac

1. À l'aide d'un pilon et d'un mortier, broyez les graines de céleri.
2. Placez-les dans un pot en verre et couvrez de cognac.
3. Laissez reposer deux semaines. Filtrez et versez dans une bouteille en verre teinté.
4. Mélangez une fois par jour une cuillerée à soupe de tonique à deux cuillerées à soupe d'eau et buvez !

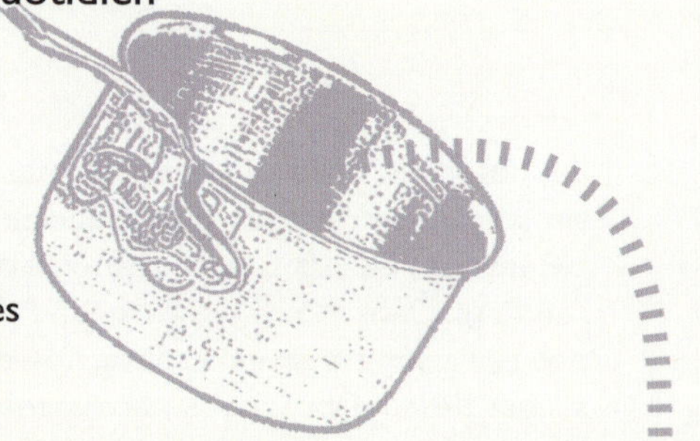

Troubles urinaires

Buvez l'eau de cuisson des asperges pour traiter les troubles généraux de l'appareil urinaire.

Cystite

La cystite est une inflammation de la vessie qui provoque une sensation de brûlure et un besoin constant d'uriner alors que les mictions sont peu abondantes. Si vous souffrez de cystite, évitez les produits d'hygiène parfumés et buvez beaucoup d'eau pour nettoyer le système urinaire. Les flocons d'avoine ont une action adoucissante sur l'organisme. Vous trouverez page 30 la recette d'un tonifiant à base d'avoine, à boire régulièrement pour purifier l'organisme et apaiser l'inflammation provoquée par la cystite. *Cantharis* est le remède homéopathique traditionnellement prescrit en cas d'infection urinaire. En raison de ses vertus dépuratives, la canneberge, consommée en jus ou en infusion, est également efficace contre ce genre de désagréments.

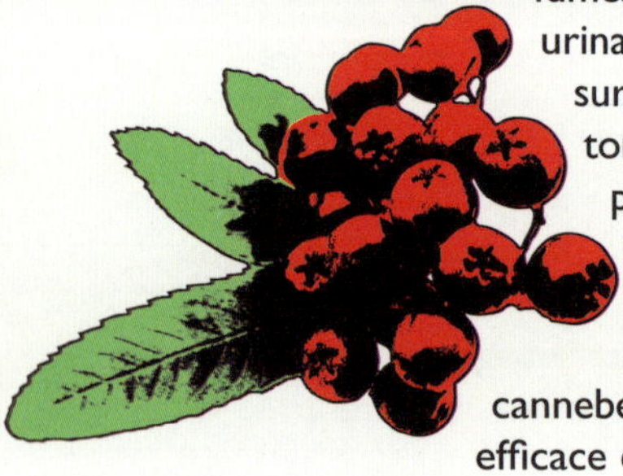

Incontinence urinaire d'effort

L'incontinence urinaire d'effort se caractérise par une fuite involontaire d'urine due à une pression sur l'abdomen : cela se produit quand la personne rit, éternue, ou après une grossesse. Veillez à boire beaucoup d'eau. Buvez de la prêle (*Equisetum arvense*) en infusion pour aider votre organe à se contrôler.

Infusion fortifiante pour la vessie

- ▶ 1 c. à c. de prêle en petits morceaux
- ▶ 2 tasses d'eau

1. Mettez les morceaux de prêle dans une casserole.
2. Versez l'eau et faites chauffer doucement pendant 30 minutes.
3. Filtrez et buvez une tasse le matin et le soir.

Urinothérapie

Vous ne le savez peut-être pas, mais votre urine possède des vertus cicatrisantes. La plupart des gens sont dégoûtés à l'idée de se soigner avec ce qu'ils considèrent comme un déchet de l'organisme. Pour ma part, je dois admettre que j'ai mis plusieurs années à dépasser le stade du « Beurk… qui est assez fou pour faire ça ? ». Mais maintenant que j'utilise l'urine sur moi-même et sur ma famille depuis plusieurs années, j'ai pu mesurer l'ampleur de ses qualités. Si vous jetez un œil à la liste des ingrédients de certains cosmétiques, vous y trouverez fréquemment le terme « urée ». En fait, c'est de l'urine, généralement issue du bétail. L'urée est une substance très employée dans les produits de beauté pour ses propriétés hydratantes. Appliquez un peu d'urine fraîche sur une coupure, une blessure, une brûlure, une morsure ou une piqûre d'insecte pour favoriser la cicatrisation.

Pour soigner une zone de votre corps qui vous fait souffrir ou qui vous procure un sentiment d'inconfort, je vous recommande l'enveloppement à base d'urine. Par exemple, si vous avez mal à la tête, faites un enveloppement de la région du foie, juste en dessous des côtes. Voici comment procéder : trempez un linge dans votre propre urine, puis placez-le sur la région à traiter. Posez dessus une serviette que vous envelopperez autour du corps, puis procédez de même avec une vieille couverture. Placez une alèse sur le lit et allongez-vous. Posez une bouillotte chaude sur l'enveloppement. Détendez-vous dans cette position pendant 30 minutes. Répétez l'opération aussi souvent que nécessaire pour faire disparaître la douleur. L'urine permet une thérapie à action rapide et ceux qui tentent l'expérience sont vite conquis. C'est une chance de pouvoir disposer à volonté d'un médicament aussi puissant et efficace ! Alors, qu'attendez-vous pour essayer ?

Ortie (*Urtica urens*)

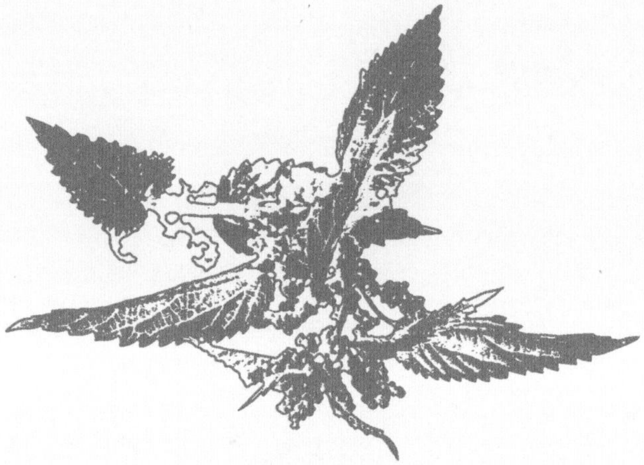

À première vue, l'ortie, avec ses poils urticants et sa mauvaise réputation, ne semble pas se classer au premier rang des plantes sympathiques du jardin. À tort, car elle a de multiples atouts : elle attire la faune, elle est utilisée pour fabriquer un tissu très résistant et surtout, elle possède d'innombrables vertus médicinales.

Présente dans toutes les régions tempérées du monde, elle est au cœur d'un nombre incroyable de légendes et de coutumes. Dans la mythologie scandinave, elle était consacrée à Thor, le dieu du tonnerre. On disait alors que pour protéger la maison de la foudre, il suffisait de jeter des orties au feu pendant l'orage. La plante était également censée donner du courage et écarter la peur devant le danger. Les gens qui partaient pour un long voyage avaient donc coutume d'emporter une petite bourse remplie d'ortie.

Pendant l'Antiquité, les Romains craignaient tellement la rudesse du climat breton qu'ils plantaient des orties le long des routes ; en cas de grand froid, ils se frottaient le corps avec pour faire circuler le sang et se réchauffer. Quant aux Indiens d'Amérique, ils attribuaient aux feuilles des pouvoirs particuliers et les utilisaient notamment pour vaincre les douleurs. Au même moment, de l'autre côté de l'Atlantique, les herboristes européens s'en servaient contre la goutte et l'arthrite.

Les petits poils creux qui recouvrent les feuilles et la tige de la plante contiennent à leur base une substance irritante, l'histamine. C'est elle qui déclenche la réaction allergique quand la peau touche l'ortie. Lorsqu'un poil entre en contact avec un être vivant, il se brise net et laisse apparaître une petite aiguille qui pénètre immédiatement dans la peau et libère la substance allergisante.

Décidément, la nature est pleine de ressources lorsqu'il s'agit de se protéger des prédateurs. En contrepartie, elle nous offre l'oseille, une plante potagère très commune et souveraine contre les piqûres d'ortie. En effet, le fait de frotter des feuilles d'oseille sur la zone irritée active un composé chimique qui neutralise l'inflammation et apaise la peau.

Les orties sont présentes depuis toujours dans l'alimentation. Cette plante est une excellente source de **calcium**, de **fer**, de **magnésium** et de **vitamines**. Préparez un tonique de printemps, très utile pour se débarrasser des toxines accumulées pendant les mois d'hiver, en cueillant de jeunes plants – n'oubliez pas vos gants ! –, puis en les mettant à infuser dans de l'eau chaude. Séchée ou cuisinée, l'ortie perd ses poils urticants. Si l'infusion possède de nombreuses vertus, elle est plus particulièrement efficace contre les **rhumatismes** et les **problèmes urinaires**. C'est également une excellente source de calcium et de fer pour les **femmes enceintes** ainsi qu'après la **naissance du bébé**, car elle stimule la **lactation**. L'infusion d'ortie a aussi fait ses preuves en ce qui concerne le traitement des **éruptions cutanées**.

Si vous souhaitez cultiver l'ortie dans votre jardin, installez-la dans un sol riche et dans un endroit ensoleillé, mais abrité. Demandez à un ami jardinier de vous céder quelques pieds : il ne sera que trop heureux de s'en débarrasser. Plantez les orties à au moins 30 cm de toute plante et veillez à ce que le sol soit toujours humide. Je vous conseille de les entourer d'une bordure ou d'un grillage, car c'est une plante qui peut vite devenir envahissante. Il ne vous reste plus qu'à regarder pousser vos orties et à patienter. Vous n'allez pas tarder à profiter de tous leurs bienfaits !

L'appareil respiratoire

Les troubles respiratoires réagissent particulièrement bien aux thérapies alternatives et de très nombreuses plantes aux propriétés décongestionnantes sont efficaces contre les coups de froid. Les deux principales affections nasales sont le rhume de cerveau (ou rhume banal) et le rhume des foins. La rhinite ou la sinusite sont parfois la conséquence inconsciente d'une déception ou d'une désillusion : symboliquement, le nez bouché peut signifier que l'on réprime ses larmes, que l'on refuse de donner libre cours à son chagrin ou à son désabusement.

Les remèdes proposés dans ce chapitre devraient vous aider à gérer vos émotions et à dégager votre nez. Vous allez apprendre à réaliser un bain de vapeur à base de menthe verte pour nettoyer les voies nasales et découvrir des solutions contre les écoulements nasaux ou la sinusite. Dans les pages suivantes, je vous donne également une recette d'infusion de sureau, très efficace contre les troubles respiratoires. Si vous êtes sujet au rhume des foins, avalez chaque matin au lever, avant le début du printemps, une cuillerée à café de miel artisanal.

Rhume

Le rhume commun ou rhume de cerveau est une infection des voies respiratoires supérieures très commune, surtout en hiver. Il est provoqué par une production excessive de mucus par l'organisme. Une personne enrhumée a généralement le nez qui coule, la gorge irritée et elle tousse beaucoup. Le rhume peut aussi donner de la fièvre, puisque c'est ainsi que l'organisme combat l'infection. Rappelez-vous que pour lutter contre une maladie, il vous faut du repos. Si vous ne laissez pas votre corps éliminer naturellement l'infection et que vous prenez des analgésiques ou des médicaments décongestionnants, vous ne ferez que repousser le problème. Vous ne vous serez pas débarrassé des toxines néfastes et vous serez rapidement malade à nouveau. Pour soigner un rhume rapidement, buvez des infusions miel-citron : dans une tasse d'eau bouillante, ajoutez le jus d'un demi-citron et une cuillerée à café de miel. Laissez refroidir un peu, puis dégustez. Vous pouvez aussi préparer un sirop de miel et d'oignon qui traitera à la fois le rhume et la toux.

Sirop miel-oignon

1. Coupez un oignon en tranches fines et disposez-les dans un saladier.
2. Couvrez de miel et laissez reposer une nuit.
3. Le matin, récupérez le liquide. Utilisez dès que vous en ressentez le besoin.
4. En cas de rhume de cerveau, prenez une cuillerée à soupe de ce sirop, trois fois par jour.

Sinusite

La sinusite est une inflammation des sinus. Elle procure une sensation de pression désagréable sur le visage et la région nasale, très engorgée, est douloureuse. Un bain de vapeur à base d'huile essentielle de menthe poivrée peut contribuer à soigner l'infection. Si vous n'en disposez pas, choisissez l'eucalyptus radiata, l'arbre à thé ou la lavande, cette dernière ayant en plus une action anti-inflammatoire et analgésique. Le sureau noir (*Sambucus nigra*) est la plante traditionnellement associée aux sinusites. Utilisez les fleurs pour confectionner une lotion nasale.

Lotion nasale au sureau

1. Dans une tasse, mettez deux brins de fleurs de sureau.
2. Couvrez d'eau bouillante et laissez refroidir un peu.
3. Ajoutez une pincée de sel.
4. Bouchez-vous une narine, puis inspirez la lotion avec l'autre. Expirez pour expulser le liquide. Procédez de même avec l'autre narine.
5. À faire matin et soir pour faire disparaître les symptômes.

Bain de vapeur à la menthe poivrée

1. Mettez une poignée de feuilles de menthe poivrée fraîches dans un bol.
2. Versez de l'eau bouillante.
3. Couvrez votre tête avec une serviette de toilette. Placez votre visage au-dessus du bol et respirez.

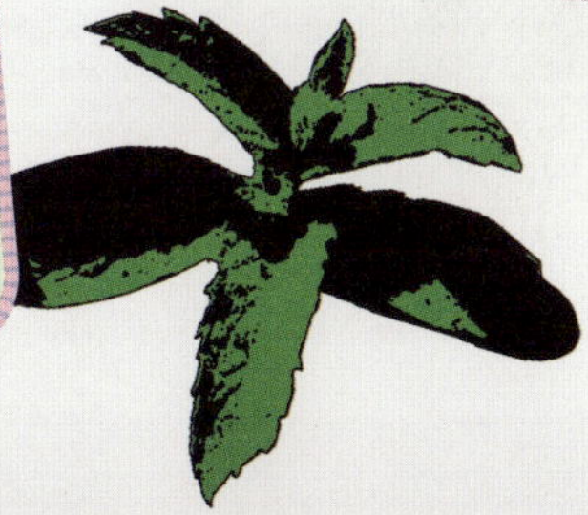

Écoulement nasal

L'écoulement nasal, qui est souvent le résultat d'un gros rhume, se manifeste par une surproduction de mucosités nasales épaisses. Fabriquez votre propre huile de massage en déposant dans une tasse d'huile végétale, d'amande douce biologique par exemple, deux gouttes d'huile essentielle de camomille, de pin ou de sauge sclarée, puis massez-vous les tempes avec ce mélange. Ces mêmes huiles essentielles peuvent également être efficaces dans un bain de vapeur : remplissez un grand bol d'eau bouillante et ajoutez quelques gouttes de l'huile choisie. Placez votre visage au-dessus du récipient et respirez la vapeur. Pour réchauffer le corps et décongestionner les voies nasales, essayez aussi le bain de pieds à la moutarde *(Sinapis arvensis)*.

Bain de pieds à la moutarde

1. Remplissez une bassine d'eau chaude.
2. Ajoutez une cuillerée à café de farine de moutarde. Remuez pour dissoudre.
3. Placez vos pieds 15 minutes dans la bassine ou jusqu'à ce que l'eau soit froide.

Grippe

La grippe est une affection virale des voies respiratoires supérieures. La personne grippée a le nez qui coule et la gorge irritée, elle souffre de fièvre, de courbatures et, parfois même, de nausées et d'un manque d'appétit. Il est essentiel de laisser son corps au repos complet et de boire beaucoup pour éviter la déshydratation. Pensez à l'eau d'orge.

Eau d'orge

1. Dans une casserole, mettez deux cuillerées à soupe de flocons d'orge et 60 cl d'eau.
2. Faites bouillir 10 minutes.
3. Filtrez à travers un linge fin, puis versez de nouveau l'orge dans une casserole, avec 60 cl d'eau.
4. Faites bouillir 10 minutes.
5. Filtrez et buvez chaud ou froid, aussi souvent que nécessaire. Vous pouvez ajouter un peu de miel et de citron.

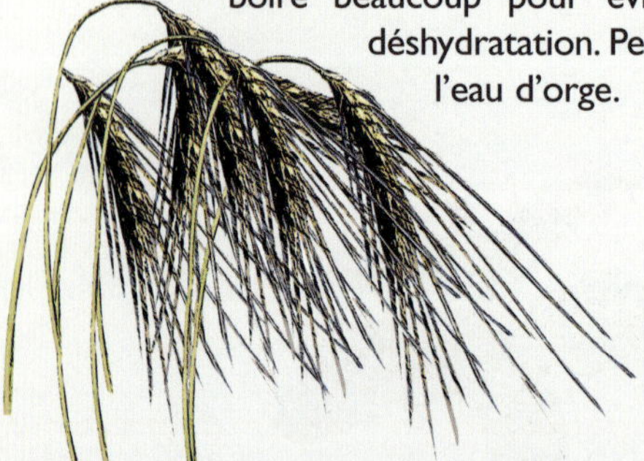

Rhume des foins

Appelé aussi rhinite allergique, il s'agit d'une réaction à des substances irritantes contenues dans l'air, comme le pollen, qui se manifeste par une inflammation des voies nasales. La personne éternue et se mouche sans arrêt, et ses yeux sont rouges et la démangent. Nombre de personnes allergiques consomment du miel produit localement pour soigner le rhume des foins. Prenez-en une cuillerée à café par jour pour calmer les symptômes. La tisane d'euphraise (*Euphrasia officinalis*) permet d'apaiser les démangeaisons oculaires, tandis que l'infusion de fleurs de sureau renforce le système immunitaire et l'aide à se protéger de la rhinite.

Infusion de fleurs de sureau

1. Dans une tasse, mettez une poignée de fleurs de sureau fraîches ou sèches.
2. Couvrez d'eau bouillante.
3. Placez un couvercle sur la tasse et laissez infuser 10 minutes.
4. Buvez chaud dans la limite de trois tasses par jour.

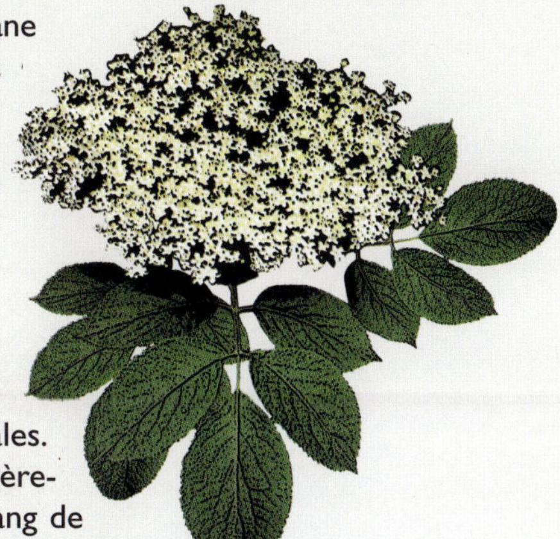

Saignements de nez

Le saignement de nez est parfois le résultat d'une infection des muqueuses nasales. Penchez-vous vers l'avant et pincez légèrement l'arcade nasale pour permettre au sang de s'écouler. Appliquez une goutte d'huile essentielle de lavande en massage sur la narine. Vous aiderez ainsi la zone à cicatriser et stopperez le flux sanguin. En cas d'émotion forte, pensez à prendre quelques gouttes de remède Rescue©.

Gorge irritée

Il s'agit d'une inflammation de la gorge due à une infection qui rend la déglutition difficile. Les ganglions lymphatiques situés dans le cou grossissent et durcissent. Le malade peut parfois souffrir de fièvre et de douleurs auriculaires et avoir la voix enrouée. Faites des gargarismes d'eau miellée pour adoucir la gorge : versez une cuillerée à soupe de miel dans une tasse d'eau chaude, mélangez bien, puis gargarisez-vous avec ce liquide. Buvez une infusion miel-citron chaude avant d'aller au lit pour adoucir votre gorge.

Infusion miel-citron

1. Dans une tasse, pressez un demi-citron et ajoutez une cuillerée à soupe de miel.
2. Couvrez d'eau bouillante.
3. Laissez refroidir et dégustez.

Compresse de vinaigre de cidre

À appliquer sur la gorge si celle-ci est irritée.

1. Versez une demi-tasse de vinaigre de cidre dans un grand récipient.
2. Couvrez d'eau bouillante.
3. Laissez infuser 10 minutes.
4. Trempez un linge dans le récipient, essorez-le, puis appliquez-le sur la gorge.
5. Allongez-vous et détendez-vous pendant 15 minutes.

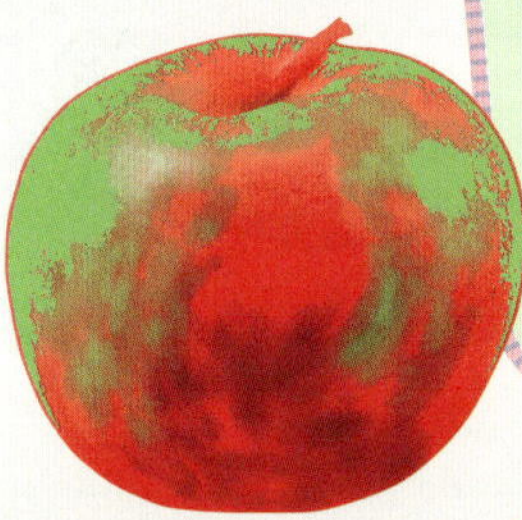

Toux

La toux permet d'expulser le mucus et les corps étrangers qui encombrent les voies respiratoires. Dans ce cas, rien de tel que la teinture d'ail qui va aider votre organisme à combattre l'infection.

Teinture d'ail

1. Disposez cinq gousses d'ail pelées dans un bocal en verre.
2. Couvrez de vodka ou de cognac biologique et fermez.
3. Laissez reposer pendant 2 semaines.
4. Filtrez. Prenez une cuillerée à soupe de teinture 3 fois par jour si vous toussez.

Troubles liés à la pneumonie

La pneumonie est une infection des poumons provoquée par la pénétration d'une bactérie ou d'un virus dans les voies respiratoires. Elle se caractérise par une inflammation du tissu pulmonaire. Respiration rapide et saccadée, douleurs à la poitrine, gorge irritée et fièvre sont les symptômes couramment associés à cette maladie qui, mal soignée, peut avoir de graves conséquences. En plus d'un traitement adapté prescrit par votre médecin, aidez votre organisme à combattre l'infection en mangeant beaucoup d'ail cru. Pour ralentir votre rythme respiratoire, préparez un bain de vapeur avec de l'huile essentielle d'eucalyptus radiata et d'arbre à thé : versez quelques gouttes de chaque huile dans un bol d'eau bouillante. Couvrez-vous la tête avec une serviette et respirez la vapeur parfumée.

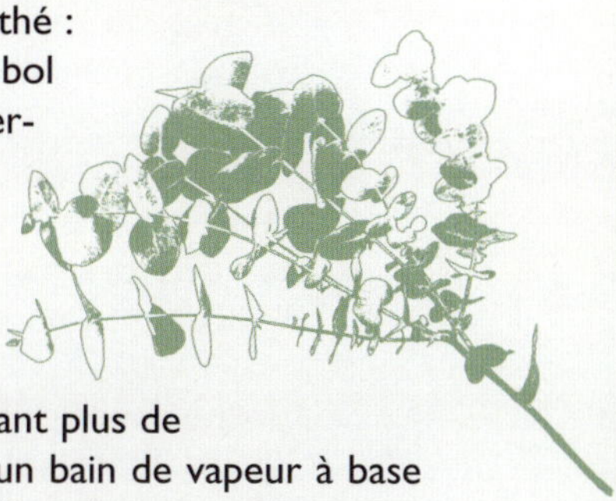

Asthme

L'asthme se manifeste par une inflammation des parois qui tapissent les voies respiratoires : l'air ayant plus de mal à passer, la respiration devient difficile. Faites un bain de vapeur à base d'huile essentielle de lavande, de camomille ou d'eucalyptus radiata pour aider les voies respiratoires à s'élargir. En début de crise, déposez sur la langue quelques gouttes du remède Rescue© pour en minimiser les effets.

Bronchite

Il s'agit d'une inflammation des parois qui recouvrent les bronches. La bronchite provoque des douleurs à la poitrine, de la fièvre, une respiration sifflante et essoufflée et une toux saccadée. La racine de réglisse est très utile contre cette maladie : mélangez une cuillerée à café de racine en poudre à une cuillerée à soupe de miel, à prendre tous les matins durant deux semaines maximum. Contre les troubles pulmonaires, essayez également le sirop d'ail.

Sirop d'ail

1. Pelez et écrasez huit gousses d'ail.
2. Placez-les dans un bocal et couvrez de dix cuillerées de miel.
3. Laissez reposer plusieurs jours.
4. Prenez ce sirop à raison d'une cuillerée à soupe pour un enfant et de quatre pour un adulte, deux fois par jour.

Lavande *(Lavandula)*

Arbuste ligneux persistant, la lavande peut atteindre un mètre de haut. Ses feuilles étroites et vert pâle contrastent agréablement avec ses fleurs d'un joli bleu violet. Il suffit de presser doucement les boutons entre le pouce et l'index pour être immédiatement enivré par son parfum caractéristique. Dotée de vertus **antiseptiques** et **sédatives**, la lavande est en outre extrêmement polyvalente, ce qui fait d'elle un pilier de la médecine naturelle. La plante, dont l'odeur est familière de tous, est employée depuis plus de 2 500 ans pour tonifier l'humeur, parfumer les maisons et les gens ou repousser les insectes, mais aussi comme médicament ou arôme alimentaire.

Jadis, les Égyptiens, les Phéniciens et les peuples arabes s'en servaient comme parfum dans les rituels de momification. Les Grecs et les Romains prenaient des bains parfumés à la lavande ; la plante tire d'ailleurs son nom du mot latin *lavo*, qui signifie « laver ».

La lavande est depuis toujours l'amie des grands de ce monde. Au XVIe siècle, Élisabeth Ire d'Angleterre vantait ses vertus de conservation et son odeur. Elle lui vouait une telle passion qu'elle aurait ordonné à ses jardiniers de la cultiver toute l'année pour avoir des fleurs fraîches à sa disposition chaque fois qu'elle le souhaitait. Elle en faisait également des infusions pour soulager ses **migraines**. La reine Victoria était elle aussi tombée sous son charme ; c'est d'ailleurs elle qui popularisa son parfum. Elle disposait des bouquets de lavande dans chacune des pièces de ses appartements et veillait à ce que ses domestiques l'utilisent pour laver les sols et les meubles, rafraîchir l'air et parfumer le linge.

La polyvalence de l'huile essentielle de lavande fait d'elle un élément incontournable de l'armoire à pharmacie domestique. Appliquée pure sur la peau, elle accélère la **cicatrisation** : en cas de brûlure, déposez-en immédiatement quelques gouttes sur la blessure. Cette huile est également utile pour combattre le **stress** et **l'anxiété**. Utilisez-la en diffusion ou en vaporisation pour favoriser un environnement calme et serein.

Pour les rhumes et la grippe, profitez pleinement de ses vertus médicinales en faisant un sauna facial : ajoutez deux gouttes à un bol d'eau bouillante, puis respirez la vapeur qui s'en dégage pendant environ 5 minutes. Préparez des compresses chaudes à base de lavande pour soulager efficacement, mais en douceur, les **douleurs menstruelles** et celles de l'**accouchement** et soigner l'**arthrite** et les **maux de tête.** Mélangez cinq à six gouttes d'huile essentielle de lavande dans un récipient d'eau chaude et trempez un linge doux dans le liquide. Essorez-le, puis appliquez-le sur la zone douloureuse jusqu'à ce qu'il soit froid. Répétez si nécessaire. Une compresse froide est quant à elle très efficace pour soigner les **entorses**, les **brûlures** et les **ébouillantages**, les **piqûres d'insectes** et les **coups de soleil**. Procédez comme indiqué plus haut pour réaliser une compresse chaude, en utilisant cette fois-ci un bol d'eau froide. Si vous avez un **coup de soleil**, appliquez sur la zone un tissu doux imbibé d'huile essentielle de lavande pour apaiser la sensation de brûlure et aider la peau à cicatriser.

L'huile essentielle de lavande est l'une des rares à pouvoir être employée pure sur la peau, c'est-à-dire sans avoir à être diluée dans une huile de support. Appliquez-la directement sur les **boutons**, les **furoncles**, les **coupures**, les **écorchures** et les **brûlures**, mais aussi sur les **piqûres d'insectes**… Quelques gouttes sur un mouchoir calment les pics de **stress**, les crises de **panique**, les chocs et les sensations de nœud à l'estomac.

N'hésitez pas à faire pousser votre propre lavande pour l'utiliser en cuisine, en pot-pourri ou pour parfumer le linge. Elle peut être cultivée en pots : laissez vos plants dehors tout l'été, mais rentrez-les derrière une vitre ensoleillée durant l'hiver. La terre de culture doit contenir un peu de sable, car la plante aime les sols bien drainés. Même si ces variétés ne sont pas aussi odorantes que les espèces plus robustes, elles vous enchanteront en fleurissant tout au long de l'année. Récoltez les fleurs de lavande pour les faire sécher : attachez les brins en bouquets, puis suspendez-les dans un endroit chaud, sec et sombre. Une fois les fleurs sèches, conservez-les dans une boîte ou dans un sac plastique.

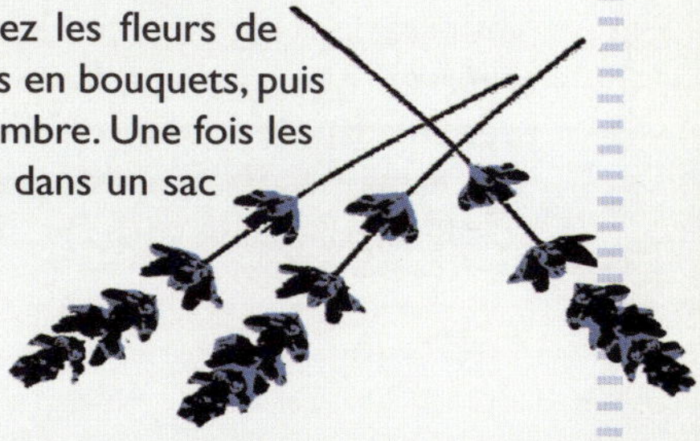

La peau

La peau est l'organe le plus en contact avec le monde qui nous entoure. Elle protège des agressions extérieures et évacue les toxines. Elle veille aussi à maintenir notre corps à bonne température en ouvrant et en fermant les pores et en produisant la sueur pour rafraîchir l'organisme.

Les boutons, une transpiration excessive, ou une perte de cheveux inhabituelle sont généralement la manifestation de troubles plus profonds. L'acné, par exemple, est souvent causée par un déséquilibre hormonal. Selon la médecine traditionnelle chinoise, quand le corps est trop chaud, la peau devient sèche, irritée, rouge et desquamée. Si vous êtes concerné, veillez à consommer régulièrement des plantes aux vertus rafraîchissantes, comme le concombre ou la menthe.

Dans notre organisme, chaque organe a une mission bien définie : les intestins expulsent les déchets, les reins sécrètent les fluides corporels, les poumons filtrent les gaz vitaux et la peau, l'organe le plus grand, s'occupe du reste. Voilà pourquoi des troubles dermatologiques apparaissent dès que le corps souffre d'un déséquilibre. L'eczéma ou le psoriasis, entre autres problèmes dermatologiques, apparaissent souvent quand les canaux d'élimination traditionnels sont bloqués.

Les éruptions cutanées peuvent être une réaction allergique à un agent extérieur : un savon parfumé, une lessive ou, même, certains métaux présents dans les tissus vestimentaires. Elles peuvent aussi être causées par certains aliments, médicaments ou drogues. Elles sont quoi qu'il en soit le signal que le corps ne tolère pas une substance particulière.

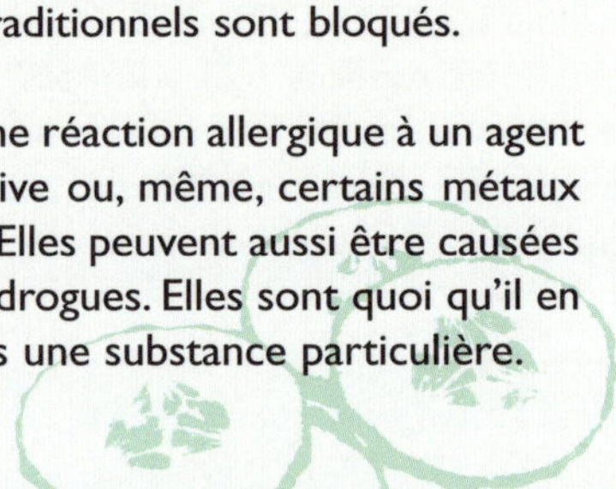

Eczéma

Il s'agit d'une inflammation cutanée qui se manifeste par des plaques de peau rouge et irritée. La peau brûle, provoque d'intenses démangeaisons et des vésicules d'eau font parfois leur apparition. Rendez-vous pages 120-121 pour savoir comment soigner l'eczéma chez l'enfant. L'huile essentielle de camomille est d'une grande douceur pour les peaux eczémateuses. Mélangez-en quelques gouttes à 10 cl d'huile d'olive biologique et utilisez ce liquide en massage. Les flocons d'avoine adoucissent l'eau du bain et calment rougeurs et irritations cutanées.

Bain d'avoine

1. Placez une poignée de flocons d'avoine au centre d'un carré de mousseline.
2. Rassemblez les coins et fermez à l'aide d'un ruban ou d'une ficelle.
3. Immergez le ballot dans l'eau chaude de la baignoire.

Psoriasis

Le psoriasis est un problème cutané souvent héréditaire. Il se caractérise par des plaques de peau rouge et desquamée qui apparaissent généralement aux aisselles ou dans les creux des genoux et des coudes. Une multitude de remèdes naturels peuvent soigner les irritations de la peau. Cependant, comme tous les troubles dermatologiques, le psoriasis est un signal envoyé par le corps pour vous avertir d'un déséquilibre. Il est donc préférable d'en chercher la cause et de le traiter. Par exemple, le psoriasis se manifeste-t-il en période de stress ou quand vous mangez certains aliments ? Si vous parvenez à identifier l'élément déclencheur de la crise, les traitements holistiques combattront plus efficacement votre problème. Appuyez-vous sur les vertus purifiantes de l'ail en l'intégrant régulièrement à votre alimentation. Il est tout particulièrement efficace lorsqu'il est consommé cru : n'hésitez pas à en agrémenter vos salades ou vos soupes avant de passer à table. Grâce à son action assainissante sur l'organisme, l'infusion d'ortie est quant à elle recommandée au printemps et au début de l'été.

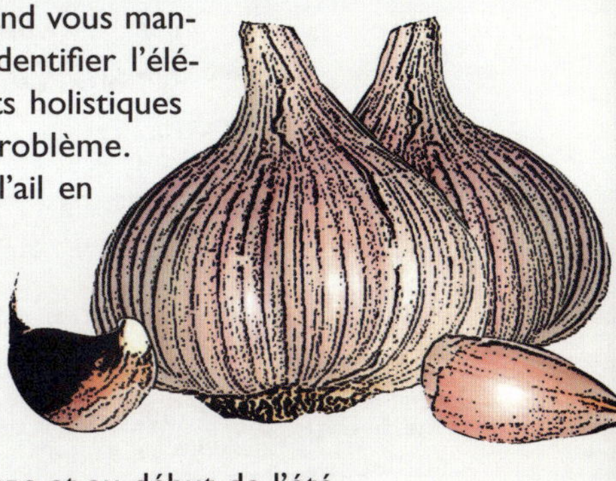

Bourbouille

Il s'agit d'une inflammation de la peau causée par un climat chaud et humide. Préparez un onguent à base de cire d'abeille et de mouron des oiseaux *(Stellaria media)*, que vous utiliserez en massage sur les plaques pour apaiser les irritations. Essayez aussi un mélange d'huile d'amande douce biologique et de quelques gouttes d'huile essentielle de lavande.

Transpiration

La transpiration excessive est généralement provoquée par le besoin qu'a le corps de réguler sa température et d'éliminer les toxines. Les déodorants du commerce bloquent cette stratégie simple et efficace ce qui peut, à long terme, engendrer des problèmes de santé. La sueur en elle-même ne sent pas ; ce sont les bactéries qui se mélangent à la transpiration qui sont responsables des mauvaises odeurs et les déodorants classiques ne font que les masquer.

Déodorant

Le bicarbonate de soude neutralise l'odeur de la transpiration. Saupoudrez-le en fine couche sur un linge humide et passez celui-ci sur vos aisselles. Ne rincez pas.

Poudre déodorante

▶ 8 c. à s. de bicarbonate de soude
▶ 8 c. à s. de fécule de maïs
▶ Quelques gouttes d'huile essentielle de lavande ou de citron

1. Mettez tous les ingrédients dans un bocal en verre.
2. Secouez pour mélanger.
3. Saupoudrez une fine couche du mélange sur un linge, puis appliquez sur les aisselles. Ne rincez pas.

Déodorant liquide

▶ 4 c. à s. de chacun des ingrédients suivants : extrait d'hamamélis, gel d'aloe vera et eau minérale
▶ 1 c. à s. de glycérine végétale
▶ Quelques gouttes d'huile essentielle de lavande ou d'arbre à thé

1. Mélangez les ingrédients dans un vaporisateur.
2. Vaporisez sur les aisselles.

Acné

Notre peau contient des glandes sébacées qui sécrètent le sébum. Parfois, ces glandes en suractivité produisent trop de sébum, ce qui entraîne l'apparition de boutons. Pour venir à bout des imperfections, pensez au sauna facial et pour atténuer les cicatrices d'acné, appliquez de l'onguent de souci.

Onguent de souci

▶ 500 g de cire d'abeille
▶ 60 g de fleurs de souci séchées (ou 150 g de fleurs fraîches) et finement hachées

1. Faites fondre la cire au bain-marie.
2. Ajoutez les fleurs de souci et laissez cuire 1 heure en remuant.
3. Versez le mélange obtenu dans un sac de mousseline.
4. Mettez des gants en caoutchouc et pressez pour extraire le jus.
5. Versez l'onguent dans un bocal avant qu'il ne fige. Placez un couvercle sur le bocal, sans le fermer.
6. Une fois l'onguent refroidi, fermez le couvercle. Entreposez au réfrigérateur et utilisez dans les trois mois.

Sauna facial

▶ 1 poignée de chacune de ces fleurs : mouron blanc, sureau et souci

1. Remplissez un bol d'eau chaude et ajoutez les fleurs.
2. Couvrez-vous la tête d'une serviette et inhalez la vapeur 10 minutes.
3. À faire quotidiennement pour améliorer votre peau.

Pied d'athlète

Il s'agit d'une mycose qui se développe entre les orteils, sur une peau chaude et humide. Appliquez un cataplasme d'ail directement sur l'irritation : écrasez deux gousses d'ail, placez sur le pied et enveloppez d'un film plastique. Laissez en place 1 heure maximum. Pensez aussi à faire régulièrement des bains de pieds en utilisant des huiles essentielles aux propriétés antifongiques.

Bain de pieds contre les mycoses

▶ Quelques gouttes d'huile essentielle de lavande, d'arbre à thé et de patchouli

1. Remplissez une bassine d'eau chaude et ajoutez les huiles essentielles.
2. Placez vos pieds dans la bassine et détendez-vous pendant 15 minutes.

Engelures

Les engelures sont des inflammations qui se manifestent par des plaques rouges et circulaires, généralement sur les mains et les orteils. Elles sont causées par une mauvaise circulation du sang ou, par temps froid, par la contraction des artères qui ralentit le flux sanguin. Stimulez le système circulatoire en buvant des infusions chaudes à base de gingembre ou de romarin et appliquez sur les engelures un cataplasme de raifort pour accélérer la cicatrisation.

Coupures et plaies

Un épiderme abîmé peut entraîner une infection ; dans ce cas, la peau qui entoure la plaie devient rouge et irritée. Faites un cataplasme à base de chou : broyez les feuilles dans un mortier pour en extraire un jus apaisant et appliquez celui-ci sur la peau pour éliminer l'infection et pour stimuler la cicatrisation. L'achillée millefeuille *(Achillea millefolium)* est également très utile pour soigner les plaies et les coupures, notamment en teinture : diluez-en un volume dans dix volumes d'eau, imbibez un linge de ce liquide et posez-le sur la blessure.

Teinture d'achillée millefeuille

1. Récoltez les fleurs d'achillée millefeuille lorsqu'elles sont bien épanouies en sélectionnant uniquement les fleurs blanches.
2. Hachez-les finement, puis remplissez-en un bocal, sans tasser.
3. Couvrez avec de l'alcool (de la vodka biologique, par exemple).
4. Fermez soigneusement et laissez macérer 6 semaines. Votre teinture est prête à être utilisée.

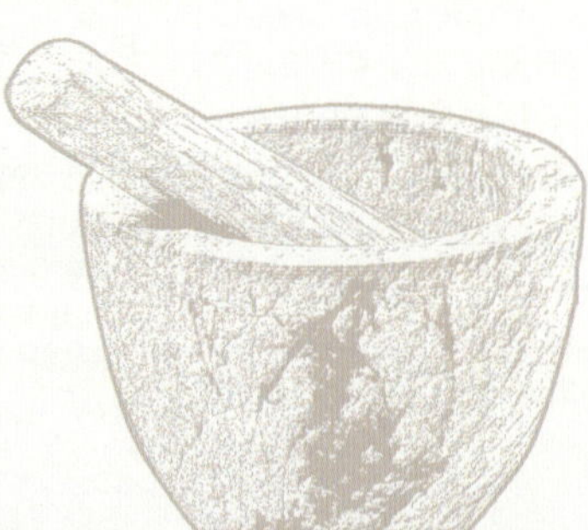

Herpès labial

Également appelé bouton de fièvre, l'herpès labial se manifeste par l'éruption de vésicules remplies de liquide. Il est causé par le virus *Herpes simplex* et apparaît généralement autour de la bouche ou sous le nez. En plus d'être très douloureux, le bouton de fièvre est contagieux. Le stress ou la fatigue peuvent favoriser l'éruption. Dès qu'il apparaît, enduisez-le de teinture de millepertuis. Pensez aussi au jus de citron et à ses propriétés antiseptiques et antifongiques : appliquez-en quelques gouttes tous les jours pour faire disparaître l'herpès.

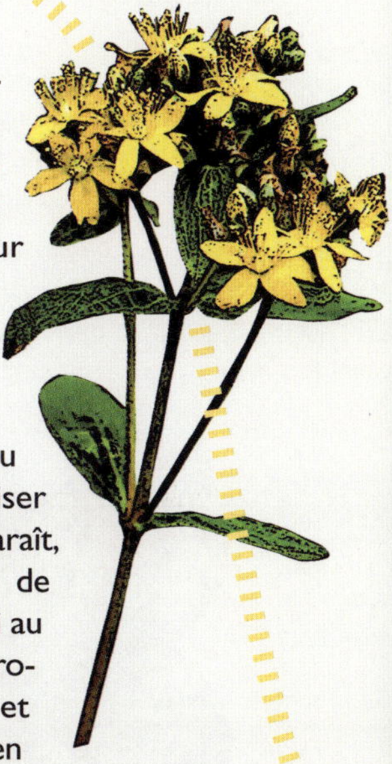

Teinture de millepertuis

- 1 poignée de fleurs de millepertuis
- 20 cl d'alcool (vodka biologique, par exemple)
- 10 cl d'eau

1. Mettez les fleurs dans un bocal en verre de grande contenance.
2. Couvrez d'alcool et d'eau.
3. Fermez le bocal et laissez macérer 2 semaines en secouant de temps en temps.
4. Filtrez à travers une mousseline.
5. Versez le liquide dans une bouteille en verre teinté propre et conservez cette teinture un an maximum.

Insolation

Quand le corps est exposé au soleil trop longtemps, sa température grimpe et le cerveau ne parvient plus à la réguler. C'est ce qu'on appelle une insolation. Le coup de chaleur provoque les mêmes symptômes – confusion mentale, faiblesse générale et grande fatigue –, mais il est moins dangereux. Veillez à rester à l'ombre et à appliquer de l'eau froide sur la peau pour aider votre corps à se refroidir. Utilisez la menthe poivrée en infusion froide pour aider votre organisme à réguler sa température, car elle a un effet rafraîchissant.

Infusion rafraîchissante

1. Mettez une poignée de feuilles de menthe poivrée dans une tasse et couvrez d'eau bouillante.
2. Laissez refroidir.
3. Ajoutez le jus d'un demi-citron et placez au réfrigérateur.
4. Dégustez bien frais.

Érythème

Un érythème est une lésion cutanée très courante qui modifie l'apparence générale de la peau. Il peut être étendu ou au contraire se restreindre à une zone bien localisée. Le plantain *(Plantago major)* fait des merveilles contre les troubles dermatologiques. Faites-en une huile apaisante que vous utiliserez pour soulager les irritations.

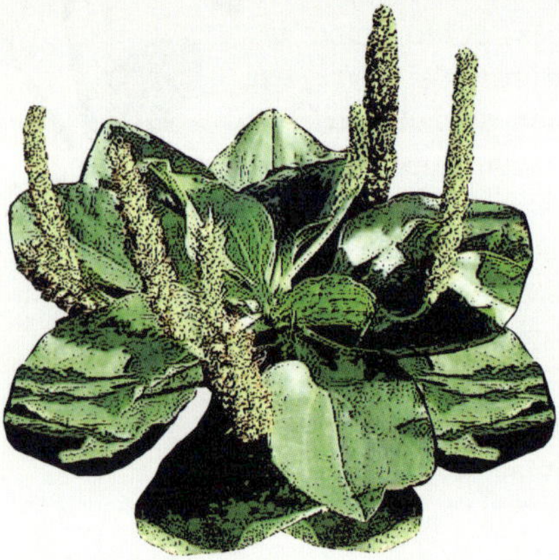

Huile apaisante pour la peau

1. Placez deux poignées de feuilles de plantain dans un mortier et broyez-les à l'aide d'un pilon.
2. Versez dans un bocal en verre et ajoutez de la glycérine (disponible en pharmacie) pour couvrir les feuilles.
3. Laissez reposer 2 semaines en mélangeant de temps à autre.
4. Filtrez et versez dans une bouteille en verre teinté.
5. Utilisez cette huile pour apaiser les irritations de la peau.

Verrue

La verrue est une tumeur bénigne qui forme une excroissance sur la peau. De taille et de forme variables, elle touche tout le monde, sans distinction d'âge ou de sexe. Une verrue grossit jusqu'à atteindre un certain diamètre, puis se stabilise. Elle peut apparaître n'importe où sur le corps : sur la nuque, les doigts, le visage, le cuir chevelu, etc. Cette excroissance disparaît parfois spontanément mais, pour accélérer son élimination, frottez chaque jour un peu de jus de citron frais sur la peau. Veillez à consommer beaucoup d'ail et, le soir, appliquez-en une tranche sur la verrue. Entourez le morceau d'ail de film plastique ou de tissu pour le maintenir en place. La sève de pissenlit est également efficace. Coupez une grande feuille de pissenlit et appliquez le lait qui en sort sur la verrue. Répétez ce geste quotidiennement, jusqu'à disparition de la verrue.

Furoncle

Un furoncle est au départ d'une petite bosse rouge, qui devient ensuite un gros bouton jaune douloureux et rempli de pus. Fréquent sous les bras, on le trouve également sur la nuque ou dans l'aine. Pour le faire disparaître, appliquez dessus un linge imbibé d'infusion de thym.

Infusion de thym

1. Dans une tasse, mettez une poignée de feuilles de thym.
2. Couvrez d'eau bouillante et laissez infuser 10 minutes.
3. Trempez un linge dans le liquide, puis appliquez-le sur la peau.

Chute de cheveux

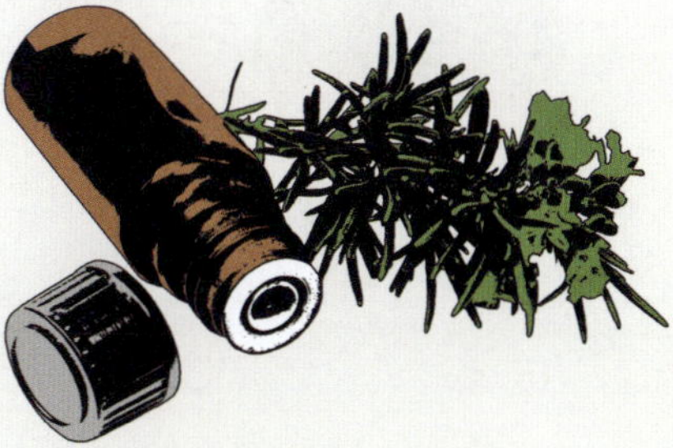

Chaque jour, nous perdons 150 cheveux, mais en cas de stress, ce chiffre peut grimper en flèche. Pour fortifier le cuir chevelu, massez-le avec quelques gouttes d'huile essentielle de romarin. On dit également que certaines positions du yoga, la chandelle par exemple, augmentent la circulation sanguine dans la tête et stimulent la pousse des cheveux. Si vous ne pratiquez pas le yoga, tentez la position suivante, qui aurait les mêmes effets : allongez-vous et levez vos jambes à angle droit, sur une paroi. Si l'exercice ne vous tente pas, contentez-vous de boire régulièrement de l'infusion de sauge (*Salvia officinalis*) pour favoriser la pousse des cheveux.

Infusion de sauge

1. Mettez une poignée de feuilles de sauge dans une tasse.
2. Couvrez d'eau bouillante, placez un couvercle sur la tasse et laissez infuser 10 minutes.
3. Buvez une tasse chaque matin, puis dans la journée, dans la limite de trois tasses par jour.

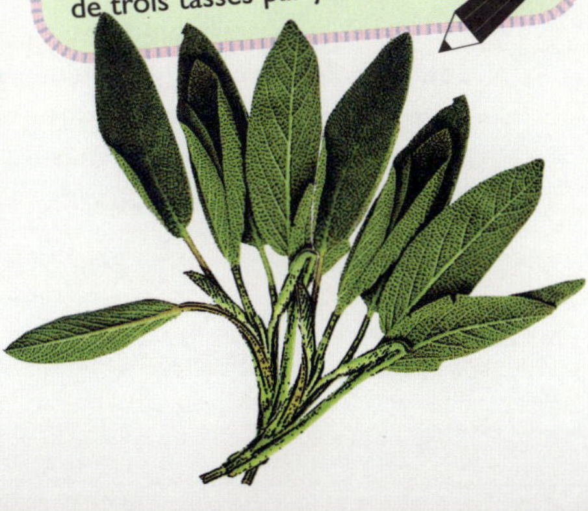

Pellicules

Lorsque les cellules du cuir chevelu sont produites en trop grande quantité, elles s'accumulent par paquets dans les cheveux. La desquamation peut être accompagnée de démangeaisons, ce qui accélère le phénomène et provoque des rougeurs au cuir chevelu. Les pellicules peuvent également s'installer dans les sourcils. Le romarin est la plante que l'on utilise traditionnellement pour traiter non seulement les pellicules, mais aussi les irritations et les démangeaisons du cuir chevelu.

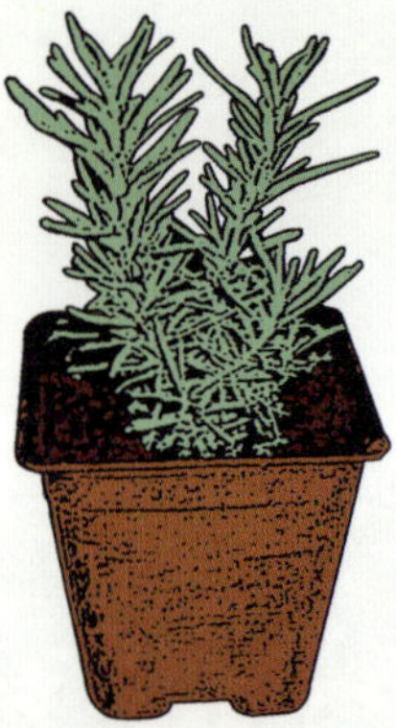

Vinaigre de romarin

- 25 g de romarin frais haché
- 2 l de vinaigre de cidre

1. Placez le romarin dans un grand bocal en verre et couvrez-le de vinaigre de cidre.
2. Laissez macérer 2 semaines en secouant de temps à autre.
3. Filtrez et mettez en bouteilles.
4. 30 minutes avant le shampoing, massez les cheveux avec deux cuillerées à soupe de ce vinaigre.

Coup de soleil

Le coup de soleil est la conséquence d'une surexposition au soleil. La peau est chaude, elle brûle un peu et est ultra-sensible. Si on la touche, elle devient rouge et encore plus chaude. L'huile de souci possède des vertus apaisantes et aide la peau à cicatriser rapidement, tout en lui évitant de peler. Prenez un bain d'eau fraîche, puis appliquez l'huile en massage doux sur les coups de soleil et reposez-vous.

Huile de souci

- 1 poignée de fleurs de souci séchées
- De l'huile d'amande douce ou de noyaux d'abricot en quantité suffisante pour remplir le bocal

1. Placez les fleurs séchées dans un bocal en verre muni d'un couvercle et recouvrez-les d'huile.
2. Fermez et laissez macérer 3 à 8 semaines en secouant tous les jours.
3. Lorsque le macérât devient doré, filtrez le liquide à travers une mousseline et versez dans une bouteille en verre teinté. Conservez au réfrigérateur et utilisez pour soigner les boutons, les coups de soleil ou les blessures.

Piqûres d'insectes

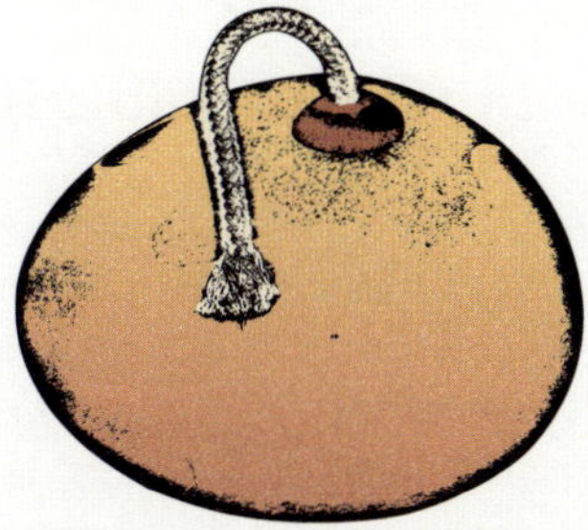

De la fin du printemps à l'automne, nous sommes tous la proie de divers insectes. Utilisez un brûle-parfum pour diffuser de l'huile essentielle de citronnelle les soirs d'été ou équipez-vous de bougies parfumées. Certains affirment que manger beaucoup d'ail permet de tenir les moustiques à distance tandis que d'autres préfèrent enduire leur peau de jus de citron en guise de répulsif.

Répulsif à insectes

Appliquez du jus de citron, un insecticide naturel, sur la peau pour décourager les moustiques et autres indésirables.

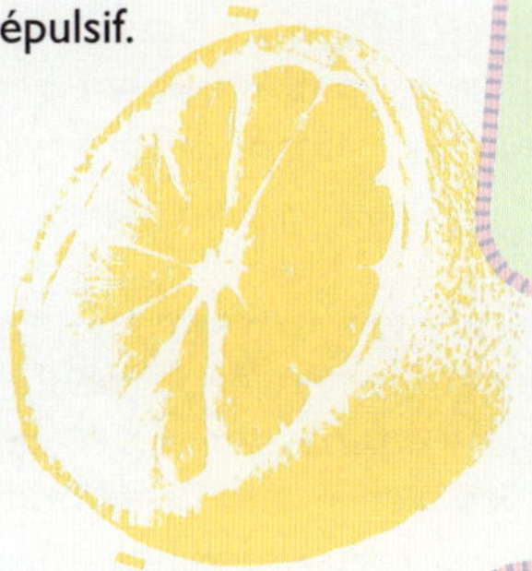

S'il est trop tard et que vous avez déjà été piqué, appliquez localement un peu d'huile de plantain pour calmer l'irritation et les démangeaisons. Les feuilles de plantain peuvent être récoltées dès le milieu du printemps. Vous avez donc tout le temps de fabriquer votre remède avant les mois d'été, la période de prédilection des moustiques et de leurs comparses.

Huile de plantain

1. Remplissez un bocal en verre préalablement lavé et séché avec des feuilles de plantain récoltées. Couvrez d'huile.
2. Exposez le bocal au soleil direct et à température ambiante 3 semaines. La première semaine, veillez à ce que les feuilles soient toujours recouvertes d'huile. Remettez-en tous les jours si besoin.
3. Après 3 semaines, filtrez le macérat et appliquez-le sur les irritations et sur les démangeaisons cutanées.

Souci *(Calendula officinalis)*

Également appelé « calendula », le souci est une plante facile à cultiver, aux usages et aux propriétés médicinales innombrables. Ses fleurs jaunes ou orange soutenu sont censées **stimuler l'esprit** et favoriser la bonne humeur. Toutefois, le souci est plus connu pour son action sur la peau : il est utilisé pour soigner les **blessures**, les **brûlures**, les **piqûres d'insecte**, l'**eczéma** ainsi que les **plaies** et les **éruptions cutanées**. Tout cela en fait un ingrédient de choix pour les préparations à base de plantes. Buvez de l'infusion de pétales de souci pour augmenter votre transpiration et vaincre la grippe ou la fièvre. En cas d'**oreille infectée**, introduisez un coton-tige imbibé d'huile de souci dans le conduit. Les propriétés **adoucissantes** du souci font également des merveilles pour soigner les **mamelons irrités** des mamans et les **érythèmes fessiers** des bébés.

La plante est facile à cultiver : au printemps, semez les graines en plein soleil dans un sol de préférence riche et bien drainé. Toutefois, faute de mieux, il peut tout à fait s'accommoder d'une terre pauvre. Lorsque la plante est en fleur, coupez les têtes et faites-les sécher dans un endroit frais et bien ventilé, à l'abri du soleil direct. Cueillez régulièrement les fleurs pour augmenter la productivité du plant. Stockez les fleurs séchées dans des bocaux et utilisez au besoin. À la fin de la période de floraison, laissez quelques boutons floraux sur le pied. Vous pourrez ainsi récolter des graines qui vous donneront de nouveaux spécimens l'année suivante.

On pense que le souci est originaire de Méditerranée et d'Afrique du Nord. Les Égyptiens et les Romains, qui le surnommaient « la plante du soleil », vantaient déjà ses multiples vertus. Dans la religion chrétienne, la fleur est associée à la Vierge Marie. En plus d'avoir des propriétés **cicatrisantes** sur les humains, le souci est depuis toujours utilisé pour soigner les animaux. Mélangez deux fois par jour trois poignées de fleurs à leur nourriture pour traiter les problèmes cardiaques, les vomissements et les irritations cutanées de vos compagnons à quatre pattes. Pour soigner les piqûres d'abeille ou de guêpe, fabriquez une lotion en faisant cuire des feuilles de souci hachées dans du lait.

Les pétales de souci ont longtemps été consommés comme condiments. Fraîches, les fleurs ont un goût très doux, mais une fois cuites, elles prennent une saveur plus épicée qui relève avec bonheur soupes, ragoûts et autres plats cuisinés. En été, elles agrémentent les salades. Vous pouvez également en faire des conserves : mettez les feuilles et les pétales entiers dans un bocal à large ouverture, couvrez de sucre et laissez reposer jusqu'à ce qu'un sirop se forme. Les fleurs fraîches augmentent l'énergie dans une pièce et, jadis, on les utilisait pour attirer les fées ! Placez-en quelques-unes sous votre oreiller avant de dormir et vos songes vous révéleront l'avenir. Répandez des pétales sous votre lit pour être bien protégé pendant votre sommeil et faire que vos rêves deviennent réalité. En résumé, le souci est une plante vraiment magique et, à ce titre, elle mérite le meilleur emplacement de votre jardin !

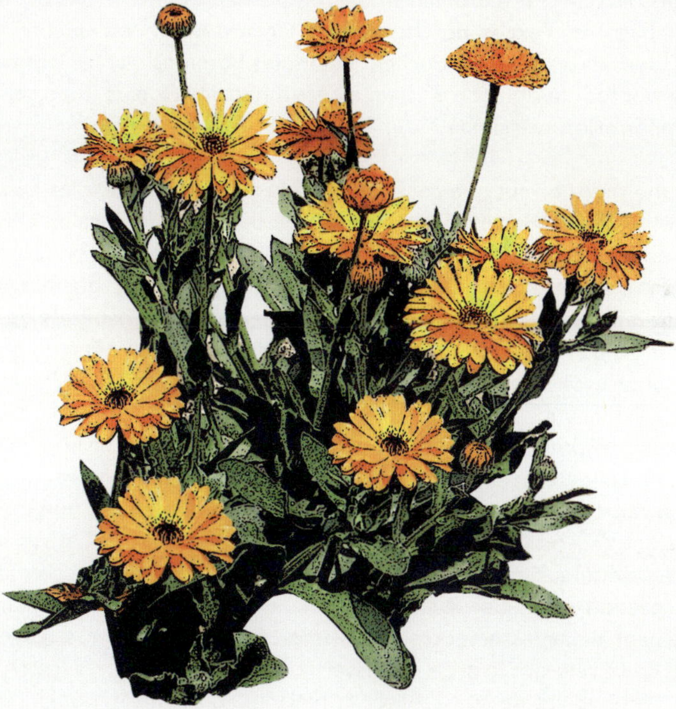

Le cœur et le système sanguin

Le nombre d'attaques cardiaques est en constante augmentation. Parmi les facteurs traditionnellement responsables des infarctus, citons le tabagisme, l'excès de cholestérol, l'hypertension ou encore l'obésité. Tous ces problèmes touchent autant les hommes que les femmes ; alors, pourquoi le nombre d'attaques est-il nettement plus important dans la population masculine ?

Une théorie veut que cet écart soit dû à la façon qu'ont les hommes de gérer les émotions. De nombreuses thérapies médicales conseillent d'être à l'écoute de son cœur, de ses sensations et de son fonctionnement. N'oubliez pas que cet organe, aussi puissant que fragile, est incroyablement sensible ! Les hommes prendraient l'habitude de dissimuler ce qu'ils ressentent dès leur plus jeune âge : en effet, un garçon est censé avoir moins besoin d'affection qu'une petite fille. Pourtant, c'est en donnant et en recevant de la tendresse que l'on nourrit son cœur en sentiments positifs. Si notre société encourageait la population masculine à manifester plus spontanément ses émotions, peut-être serait-elle moins exposée aux troubles cardiaques. Les hommes devraient s'autoriser à pleurer pour exprimer leur joie, leur frustration, leur douleur ou leur chagrin. Si nous voyions les pleurs comme une réaction saine aux événements de la vie, nous pourrions plus facilement débarrasser notre organisme de l'excès de stress qui le mine. En se refusant le droit de laisser couler ses larmes, on augmente la vulnérabilité de son corps à la maladie ; d'ailleurs, bloquer ses émotions peut aussi générer de l'hypertension.

Entretenez votre cœur

Exprimez-vous. N'hésitez pas à parler ouvertement de vos émotions, qu'elles soient positives ou négatives.
Riez, jouez. Équilibrez travail et loisirs. Des études scientifiques ont démontré que le rire renforce le système immunitaire en réduisant la quantité des hormones agissant comme immunosuppresseurs.
Bougez. L'exercice physique permet aux muscles de se contracter et de se détendre pour aider le sang à circuler.
Mangez sainement. Privilégiez les céréales complètes, les légumes et les protéines organiques. Évitez l'excès de sel, de sucre, d'additifs et de plats préparés.
Pensez aux plantes. Les espèces particulièrement recommandées pour le cœur sont l'aubépine, l'agripaume, l'achillée millefeuille, l'ail, le gingembre et le piment de Cayenne.

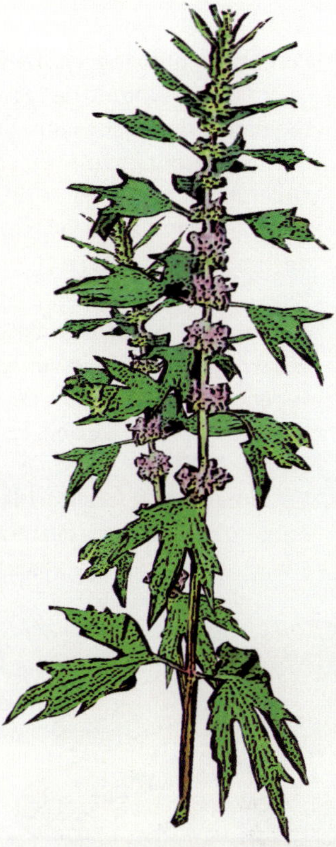

Un cœur solide est essentiel pour avoir des membres et des organes en forme, mais il est aussi utile pour gérer les hauts et les bas de la vie. La manière dont nous utilisons notre cœur – parfois à l'excès – peut à long terme avoir des conséquences importantes sur notre santé. Chaque fois que l'on fait un peu de sport ou même, que l'on prend une décision bonne pour soi, on fait du bien à son cœur. Si on le néglige trop longtemps, on risque d'affecter gravement sa santé en souffrant de dépression ou d'anxiété ou en endommageant les artères, qui alimentent les cellules du corps en nutriments et en oxygène. Notre régime alimentaire est ainsi la première ligne de défense de notre cœur.

Privilégiez une nourriture saine : réduisez votre apport en graisses saturées et consommez beaucoup de fruits et de légumes frais, gorgés d'antioxydants, de magnésium, de calcium et de potassium, tous essentiels au bon fonctionnement du cœur. Le tofu, les haricots, les graines, les amandes, les noix de cajou, le sarrasin, l'ail, les céréales complètes et les légumes verts à feuilles sont riches en magnésium, tout comme la peau des pommes de terre !

Augmentez la quantité de graisses essentielles que vous mangez, surtout les omégas 3 que l'on trouve en abondance dans le saumon, le maquereau, le thon, le hareng, les graines de lin et de potiron, les noix, le soja et les légumes verts à feuilles. Mangez beaucoup d'ail, car, en dilatant les vaisseaux, il contribue à abaisser la pression sanguine.

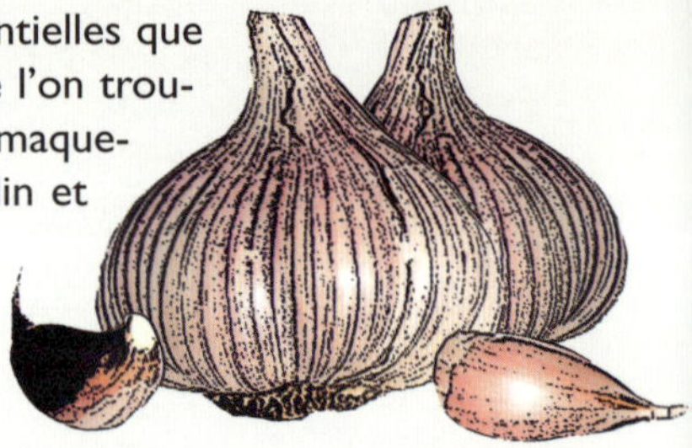

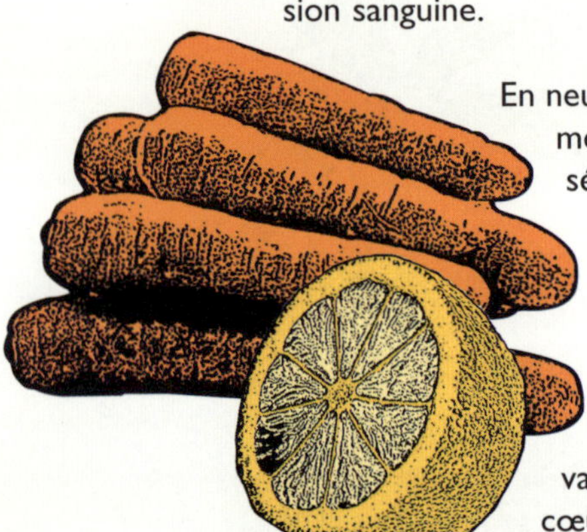

En neutralisant l'action des radicaux libres, les nutriments antioxydants comme le bêta-carotène, le sélénium ou les vitamines E et C jouent un rôle important dans la protection des maladies cardiaques. Les radicaux libres, notamment les toxines dégagées par la fumée de cigarette, sont particulièrement néfastes pour l'organisme : ils s'attaquent aux graisses et au cholestérol qu'ils dégradent. C'est ce « mauvais » cholestérol qui est dangereux pour le cœur et pour le système circulatoire.

La plante la plus fréquemment associée au cœur est sans aucun doute l'aubépine. Ses baies et ses feuilles sont très souvent utilisées dans les préparations naturelles destinées à améliorer la santé cardiaque.

Hypertension

Tonique cardiaque à l'aubépine

1. Placez des feuilles et des baies d'aubépine dans un bocal en verre.
2. Couvrez de cognac et laissez macérer 2 semaines.
3. Filtrez le liquide. Chaque jour, buvez deux cuillerées à soupe de ce tonique cardiaque.

Comme son nom l'indique, l'hypertension désigne une tension sanguine trop élevée qui peut provoquer des maux de tête, un essoufflement et des perturbations visuelles. Mangez beaucoup d'ail cru pour tonifier votre système circulatoire. Pensez également aux massages : ajoutez quelques gouttes d'huile essentielle de lavande ou d'ylang-ylang à une huile de support (d'amande biologique, par exemple) et utilisez régulièrement le mélange pour masser les épaules, le milieu du dos et la poitrine. Les baies d'aubépine sont efficaces pour réduire les troubles cardiaques. Faites votre cueillette à l'automne, lorsque les haies regorgent de ces petits fruits d'un rouge profond.

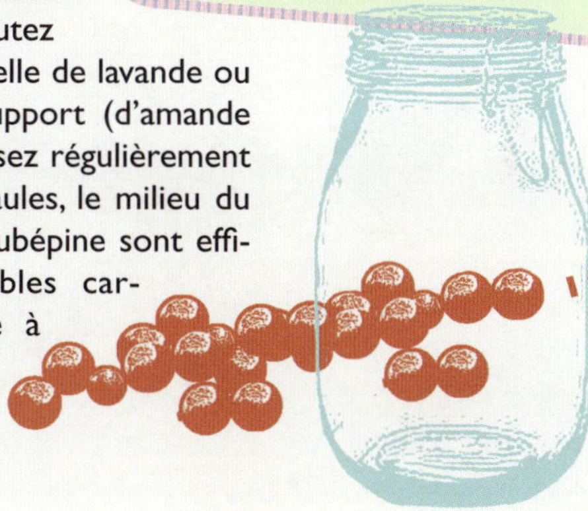

Hypotension

L'hypotension est le contraire de l'hypertension : il s'agit d'une chute rapide de la pression sanguine. Nombreuses sont les personnes qui en sont victimes lorsqu'elles se lèvent trop rapidement. Pour éviter les vertiges et les évanouissements, il faut stimuler la circulation du sang. Si, en vous levant trop vite, vous avez la tête qui tourne, abaissez votre menton sur votre poitrine jusqu'à ce que la sensation disparaisse. Grâce à leur effet stimulant sur l'organisme, le romarin et le gingembre peuvent également vous aider. Pour faire une tisane à base de gingembre, râpez une cuillerée à soupe de gingembre dans une tasse d'eau bouillante et dégustez ! Massez-vous ensuite avec des huiles de poivre noir ou de romarin pour stimuler le corps et remonter sa température.

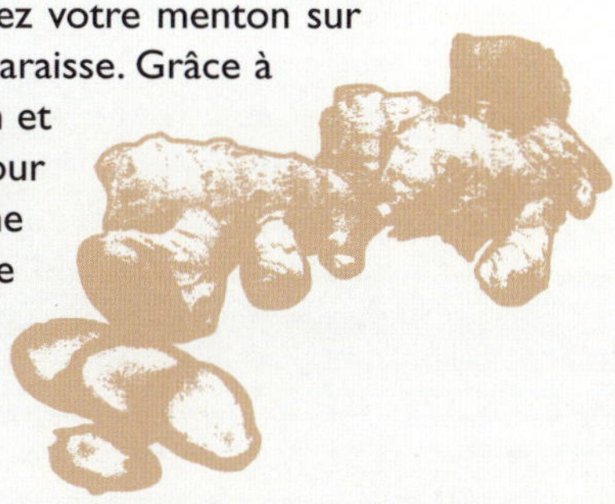

Anémie

L'anémie est généralement provoquée par une carence en fer, à la suite d'une intervention chirurgicale, d'un traumatisme ou d'une grossesse, par exemple. L'infusion d'ortie est alors un tonifiant excellent.

Infusion d'ortie

1. Munissez-vous d'une paire de gants et cueillez une poignée de jeunes feuilles d'ortie.
2. Placez-les dans une tasse et couvrez-les d'eau bouillante.
3. Posez un couvercle sur la tasse et laissez infuser 10 minutes.
4. Filtrez et buvez chaud.

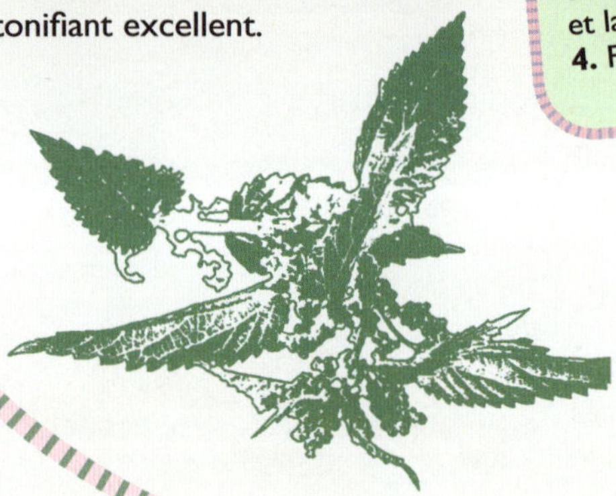

Troubles liés à l'angine de poitrine

Ce trouble se caractérise par un rétrécissement des artères qui provoque des douleurs à la poitrine. En infusion, l'agripaume *(Leonurus cardiaca)* a une action apaisante sur le cœur (voir page 113). L'aubépine est également efficace : réalisez une boisson tonifiante à partir de ses baies et de ses fleurs.

Infusion d'aubépine

1. Dans une tasse, déposez une poignée de baies et de fleurs d'aubépine.
2. Couvrez d'eau bouillante.
3. Laissez infuser 10 minutes.
4. Filtrez et buvez trois tasses de cette infusion par jour.

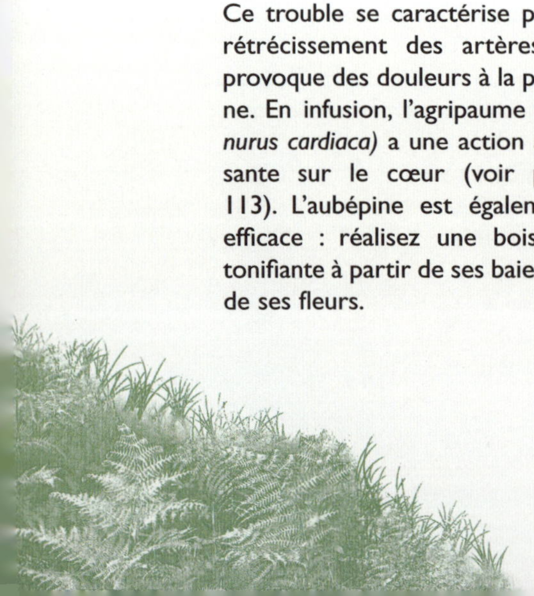

Varices

Les varices sont des veines enflées, généralement sur les jambes ou dans le rectum – dans ce cas, on les appelle « hémorroïdes » (voir paragraphe suivant). Buvez tous les jours du jus de betterave pour renforcer le système circulatoire et appliquez sur vos jambes le mélange suivant : 3 gouttes d'huile essentielle de romarin pour 1 tasse d'huile d'amande douce biologique. Massez en faisant de grands mouvements sur la zone variqueuse. Appliquez ensuite une compresse d'hamamélis pour la soulager.

Compresse d'hamamélis

- 25 g d'écorce d'hamamélis en morceaux
- 50 cl d'eau

1. Placez les morceaux d'écorce d'hamamélis dans une casserole et couvrez d'eau.
2. Portez à ébullition, puis baissez le feu et laissez cuire 10 minutes.
3. Laissez refroidir, puis filtrez.
4. Trempez un linge dans le liquide et appliquez-le sur la varice. Laissez poser 30 minutes.

Hémorroïdes

La principale responsable des hémorroïdes est la constipation chronique et la pression qu'elle exerce sur les veines qui entourent l'anus. Il s'agit d'un problème fréquent pendant la grossesse ainsi que pour les personnes atteintes de maladies du foie ou de l'intestin supérieur. Douleurs lors de l'évacuation des selles, saignements légers dans les cas d'hémorroïdes internes, brûlures et démangeaisons après être allé aux toilettes sont les principaux symptômes. Coupez un fin morceau de pomme de terre et insérez-le dans l'anus pour faire disparaître la sensation d'inconfort. Préparez une compresse d'hamamélis et asseyez-vous dessus pour réduire l'inflammation et la tuméfaction. Prenez un bain chaud additionné de quelques gouttes d'huile essentielle de romarin. La ficaire (*Ranunculus ficaria*) est une plante efficace contre les hémorroïdes.

Compresse de ficaire

- 25 g de racine de ficaire
- 50 cl d'eau

1. Déposez la racine de ficaire dans une casserole et ajoutez l'eau.
2. Portez à ébullition, puis baissez le feu et faites cuire 10 minutes à petits bouillons.
3. Laissez refroidir, puis filtrez.
4. Trempez un linge dans le liquide et appliquez-le sur l'hémorroïde. Laissez agir 30 minutes, en imbibant de nouveau le linge si nécessaire.

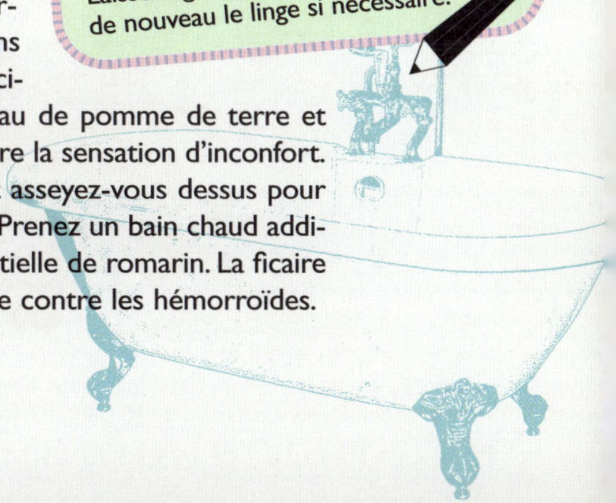

Aubépine *(Crataegus)*

L'aubépine est un arbuste printanier auréolé de magie et de mystère. Ses fleurs magnifiques qui s'épanouissent au milieu d'épines acérées en font un véritable paradoxe végétal. Longtemps célébrée pour ses vertus magiques, elle est depuis toujours aimée et respectée. Atteignant cinq à quinze mètres de hauteur, elle pousse en Europe, mais aussi en Asie occidentale et en Afrique du Nord. Cet arbuste de haie est très apprécié des animaux et des oiseaux. Les fruits sont parfois appelés cenelles, quant aux épines, elles mesurent généralement de 1 à 3 cm… attention les doigts !

L'aubépine est renommée pour son exceptionnelle longévité : certains spécimens peuvent vivre jusqu'à 400 ans ! Des villes abritent encore de vieux arbres au tronc noueux, vestiges de haies disparues depuis longtemps. Léger mais très dur, son bois est un excellent combustible.

L'aubépine figure à la sixième place de l'alphabet oghamique utilisé par les Celtes. Cette plante symbolise l'amour, la fertilité, le cœur, la protection, la libération de l'énergie bloquée et la préparation à l'élévation spirituelle. L'aubépine est donc associée à Beltane, une célébration celtique donnée en l'honneur du printemps. Avant l'installation de l'Église chrétienne sur le sol anglo-saxon, cette plante jouait un rôle de premier plan dans les fêtes du premier jour de mai : la Reine de mai et l'Homme vert s'unissaient alors pour bénir la fertilité du sol. L'implantation de la religion n'empêcha pas les coutumes liées à la nature de perdurer : les mariages, notamment, continuèrent à être célé-

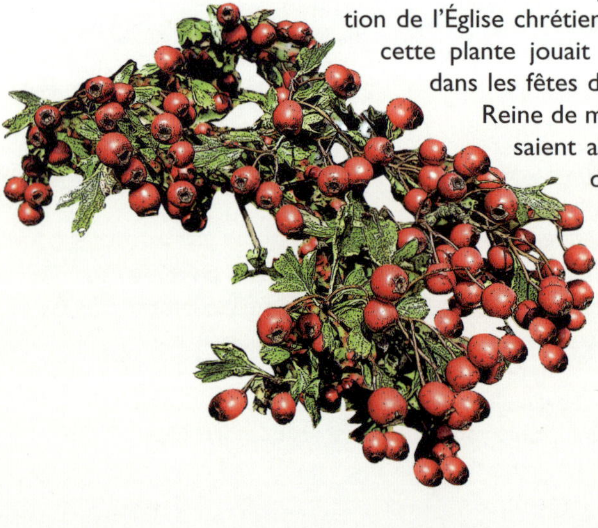

brés au printemps. Le lit nuptial des jeunes mariés était paré de guirlandes de fleurs de mai symbolisant la fertilité et l'amour éternel. Pendant les fêtes du printemps, le mât enrubanné autour duquel les villageois dansaient pour apporter vie, amour et fertilité à la communauté était une aubépine. On dit aussi qu'il suffit d'offrir un rameau de cette plante aux personnes tristes, déprimées ou préoccupées pour leur redonner le sourire.

Selon la légende, les jeunes femmes se baignaient jadis dans la rosée d'aubépine pour conserver leur **beauté**. Depuis toujours associée au royaume des fées, la plante apparaît dans une multitude de mythes et de traditions. Elle a aussi des liens très forts avec la spiritualité : une aubépine solitaire marquait souvent l'emplacement d'un site sacré et ancestral pouvant être un bosquet, un puits, une source ou un lieu fréquenté par les fées… Les aubépines qui poussaient par groupes de trois faisaient l'objet d'un grand respect mêlé de peur : on disait que toute personne s'attardant sous ces arbres risquait d'être victime d'un enchantement. On a longtemps pensé qu'il était mauvais de déraciner ou de perturber une aubépine, ce qu'on ne faisait d'ailleurs qu'à l'occasion du 1er mai ou des fêtes de Beltane. Pour bénéficier de la protection de la plante, on suspendait des branches dans les maisons et au-dessus des berceaux des enfants. L'amour et le respect dont jouissait cette plante ne disparurent pas avec l'arrivée des chrétiens : on dit bientôt que la couronne d'épines ceignant le front du Christ était de l'aubépine, tout comme le Buisson ardent apparu à Moïse.

L'aubépine a également des usages culinaires et médicinaux. Cette plante est très utile en cas d'**hypotension** et de **troubles cardiaques**. On utilise les fruits pour confectionner un tonique et ses feuilles remplacent le thé vert oriental depuis des siècles. En infusion, elle soulagerait l'**anxiété**, la **perte d'appétit** et la **mauvaise circulation sanguine**. En médecine chinoise traditionnelle ainsi qu'en naturopathie, les baies d'aubépine séchées aident à la **digestion** tandis qu'en cuisine, elles permettent de faire une confiture au goût très raffiné.

Les os, les muscles et les articulations

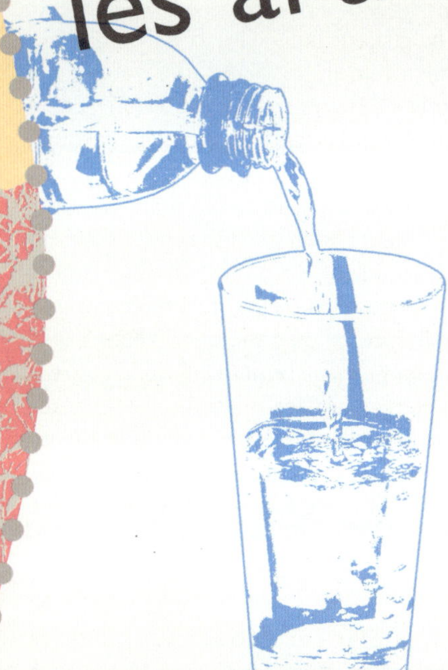

Nous mettons chaque jour nos os, nos muscles et nos articulations à rude épreuve. Il est donc important d'en prendre soin et de les traiter correctement lorsqu'ils en ont besoin. Au premier signe de blessure, de contusion ou de douleur, pensez à l'homéopathie, l'*Arnica* en particulier, pour vous aider à surmonter le traumatisme, réduire le gonflement et soulager l'ecchymose. Si votre corps est en état de choc ou s'il manque d'eau, vous risquez d'avoir encore plus mal. En effet, des muscles déshydratés produisent davantage d'acide lactique, ce qui intensifie la souffrance. Buvez deux verres d'eau dès que vous avez mal pour aider votre corps à stopper la production d'acide lactique et obtenir ainsi un soulagement immédiat. Une compresse froide est également très efficace pour réduire l'inflammation, endormir la douleur et favoriser la cicatrisation : appliquez par exemple un paquet de légumes surgelés sur la blessure.

La santé de vos muscles et de vos articulations dépend en grande partie de votre régime alimentaire. Consommez des aliments riches en acides gras essentiels – des poissons gras, de l'huile de chanvre ou de lin – pour améliorer votre souplesse et favoriser la cicatrisation des tissus musculaires.

De nombreuses plantes ont des propriétés analgésiques. Le chapitre suivant va vous expliquer comment fabriquer un liniment à base d'algues pour soulager l'arthrite. Vous pourrez également confectionner votre propre vinaigre de cidre pour traiter des maux aussi divers que les entorses, les problèmes de peau, les troubles digestifs ou, encore, les infections urinaires.

Ostéoporose

Avec l'âge, les os deviennent plus poreux : c'est ce qu'on appelle l'ostéoporose. Consommez beaucoup de plantes riches en calcium, comme l'ortie et le pissenlit : utilisez les feuilles en infusion ou ajoutez-les à vos soupes et à vos ragoûts. La consoude *(Symphytum officinalis)* est un excellent tonifiant osseux – elle tire d'ailleurs son nom de ses capacités à accélérer la consolidation des fractures grâce à sa teneur en allantoïne. Récoltez les feuilles au printemps et en été, puis faites-les sécher et utilisez-les en infusion.

Infusion de consoude

1. Nouez les tiges de consoude ensemble et suspendez-les dans un endroit bien ventilé.
2. Une fois que le bouquet est sec, coupez les tiges et conservez les feuilles dans un sac en papier.
3. Pour faire une infusion, déposez une cuillerée à soupe de feuilles séchées dans une tasse.
4. Ajoutez l'eau bouillante, couvrez et laissez infuser 5 minutes.
5. Buvez trois tasses par jour.

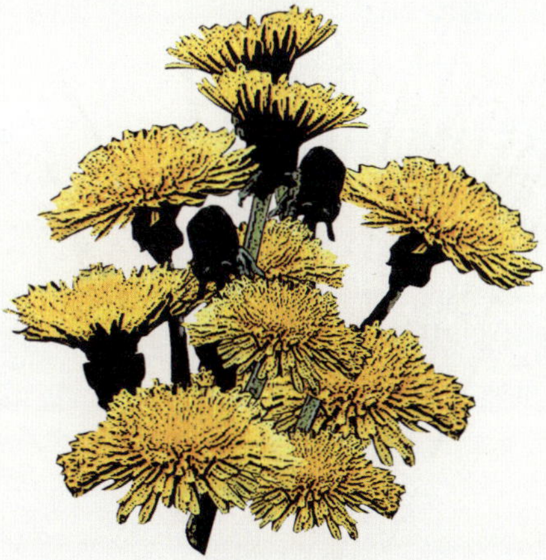

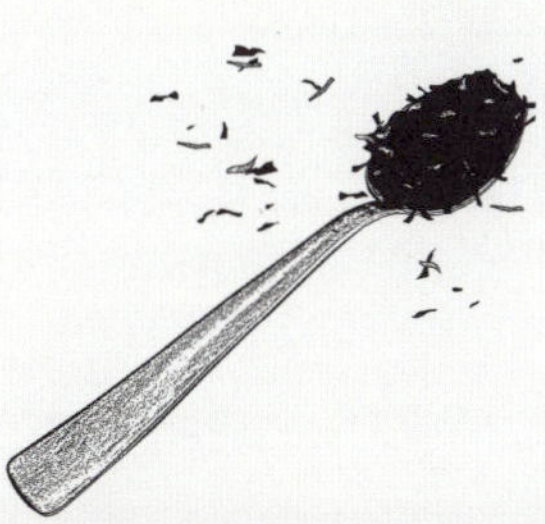

Rhumatismes

Le terme « rhumatisme » désigne une variété de douleurs, de maux et de raideurs dans les muscles et dans les os. Plusieurs remèdes naturels sont à votre disposition : pour prévenir les crises, cueillez une feuille de raifort et mâchez-la lentement ou utilisez un liniment aux algues (voir page suivante). Vous pouvez également ajouter quelques pétales de rose à un bain chaud ou réaliser une huile chauffante à base de piment de Cayenne pour calmer les élancements.

Huile de Cayenne

- 1 c. à s. de piment de Cayenne
- 2 c. à s. de graines de moutarde écrasées
- 2 c. à c. de gingembre râpé
- 25 cl d'huile de tournesol

1. Dans un bocal en verre, mélangez tous les ingrédients.
2. Laissez macérer 1 semaine.
3. Utilisez cette huile en massage pour soulager les articulations.

Fracture

La fracture est une rupture ou une fissure de l'os. Dès l'accident, utilisez de l'*Arnica* en granules homéopathiques et quelques gouttes du remède Rescue©. Pendant la période de convalescence, faites une cure d'*Aloe vera* pour aider votre corps à cicatriser : exprimez le jus d'une feuille dans un verre d'eau chaude – ou de jus de fruit –, mélangez et buvez. Je vous recommande également l'infusion de consoude pour accélérer la consolidation osseuse (voir page 89). Si la peau n'est pas endommagée, massez l'articulation fracturée à l'aide d'huile de consoude (voir page suivante).

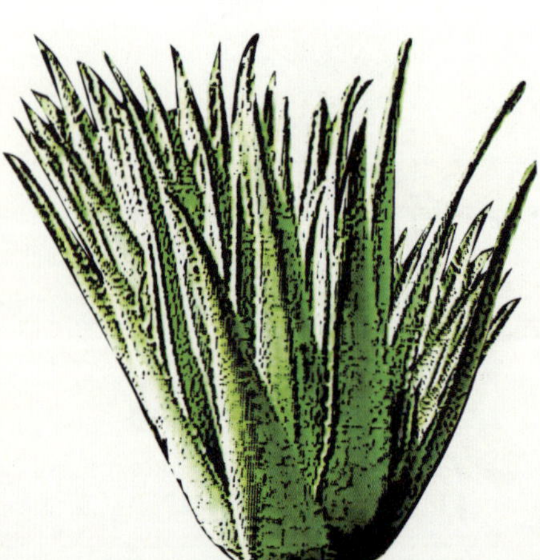

Arthrite

Il s'agit d'une inflammation des tissus entourant les articulations, qui deviennent douloureuses, enflées et rouges. L'ortie est le remède naturel traditionnel contre l'arthrite ; utilisez-la en infusion ou dans vos préparations culinaires. Pour soulager la douleur, mélangez une cuillerée à soupe de miel et une de vinaigre dans un verre d'eau et buvez. Vous pouvez également verser un peu de vinaigre dans un bain chaud. Réalisez votre propre vinaigre de cidre (voir page suivante). Pour lutter contre l'arthrite et les rhumatismes, préparez un liniment à base d'algues.

Liniment aux algues

- 25 g de goémon (appelé aussi varech) ramassé sur la plage
- 50 cl d'eau
- Huile de consoude (voir ci-contre)

1. Placez le goémon dans une casserole et couvrez d'eau.
2. Faites cuire 30 minutes à feu doux.
3. Filtrez, puis mesurez la quantité de liquide obtenu.
4. Ajoutez le même volume d'huile de consoude.
5. Secouez avant utilisation, puis appliquez ce mélange sur les zones douloureuses, matin et soir.

Huile de consoude

- 1 poignée de feuilles de consoude séchées
- Huile végétale d'amande douce ou de noyaux d'abricot en quantité suffisante pour remplir le bocal

1. Mettez les feuilles de consoude dans un bocal muni d'un couvercle et couvrez-les d'huile.
2. Fermez et laissez reposer 4 à 8 semaines en secouant tous les jours.
3. Lorsque le macérat a pris une couleur plus foncée, filtrez à travers un linge fin et versez l'huile dans une bouteille en verre teinté. Entreposez-la au réfrigérateur et utilisez-les pour soigner les douleurs musculaires, les entorses ou les os cassés.

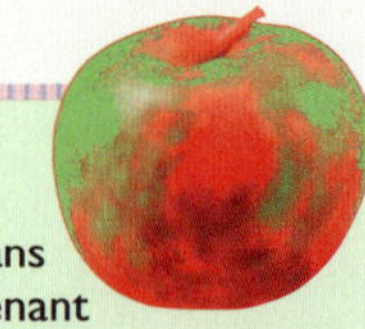

Vinaigre de cidre

Utilisez des pommes bien mûres et non abîmées. Pour fabriquer ou conserver votre vinaigre, évitez les ustensiles ou les contenants métalliques qui s'oxydent au contact de l'acide. La quantité de pommes nécessaire dépend de leur taille. Ajustez la recette en fonction du volume de jus qu'elles produiront.

1. Coupez les pommes en quartiers, puis écrasez-les et filtrez la pulpe au travers d'un linge fin. Réservez le jus obtenu.
2. Pour le ferment, prélevez 25 cl de jus et ajoutez un morceau de levure de vinification (consultez l'emballage pour connaître la quantité exacte).
3. Mélangez soigneusement et incorporez au jus de pomme restant.
4. Versez le mélange dans un bocal ou un contenant en verre à large ouverture et sans couvercle. Couvrez d'un linge fin et entreposez à l'abri du soleil direct 3 ou 4 semaines, à une température comprise entre 16 et 26°C. Mélangez chaque jour.
5. Après 3 semaines, goûtez le vinaigre. S'il n'est pas assez fort, attendez 1 semaine supplémentaire.
6. Une fois que vous êtes satisfait du goût de votre vinaigre, filtrez-le, puis pasteurisez-le en le chauffant à 60°C.
7. Versez-le ensuite dans des bouteilles propres à fermeture hermétique. Placez-les dans un récipient rempli d'eau chaude. Laissez l'eau refroidir, puis rangez-les.

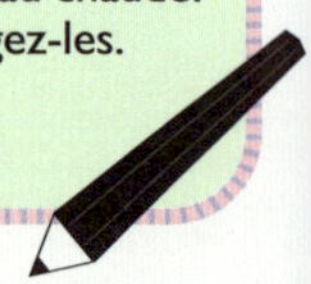

Entorse et élongation musculaire

Une entorse ou une élongation survient généralement à la suite d'un étirement excessif du muscle. C'est un mal bien connu des sportifs. La consoude et l'arnica sont efficaces pour soigner les tissus musculaires abîmés. Si la peau n'est pas endommagée, appliquez de l'huile de consoude (voir page 91) sur la blessure et massez doucement. Confectionnez une huile de massage puissante associant les huiles essentielles d'eucalyptus, de lavande et de romarin : ajoutez simplement quelques gouttes de chacune de ces huiles à 3 cl d'huile de support – d'amande douce biologique, par exemple. Massez la blessure avec ce mélange deux fois par jour. Ajoutez-en un peu à un bain chaud pour bénéficier de son effet analgésique. Préparez une compresse froide de vinaigre de cidre et appliquez-la sur le membre pour apaiser la douleur et réduire le gonflement.

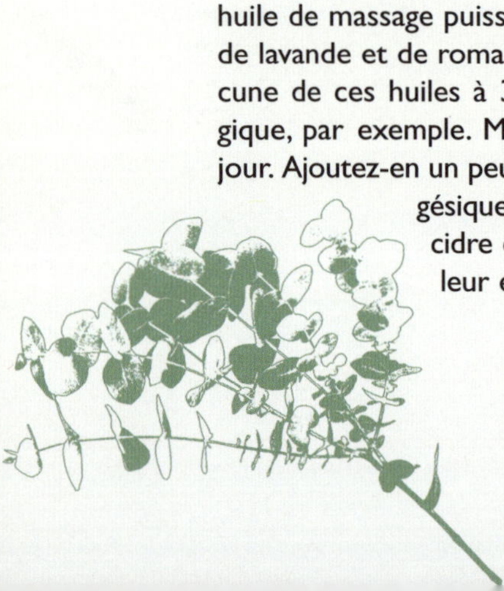

Douleurs dorsales

Nous avons tendance à oublier notre colonne vertébrale… jusqu'à ce que celle-ci se rappelle à notre bon souvenir en se bloquant, nous privant ainsi de toute activité. Qu'il soit causé par une chute, un coup, un faux mouvement ou qu'il soit tout simplement la conséquence du stress, peu importe : le mal de dos, en plus d'être incroyablement douloureux, immobilise complètement le malade. Chacun en souffre à un moment ou à un autre de son existence. Le principal responsable ? Notre mode de vie toujours plus sédentaire, qui nous oblige à passer de plus en plus de temps assis à un bureau. Heureusement, une multitude de solutions existent pour avoir une colonne vertébrale en bonne santé et prévenir les douleurs dorsales. La pratique d'un exercice physique régulier est essentielle pour la santé de nos vertèbres. Le yoga ou le Pilates sont tout particulièrement recommandés pour étirer son dos et libérer toutes les tensions. Chaque jour, pratiquez quelques mouvements d'étirement et marchez au moins 30 minutes. Idéalement, associez tout cela à un exercice d'endurance comme la natation, le cyclisme ou le footing. Prévoyez des séances agréables entre amis : partez ensemble pour une balade à vélo ou à pied ou suivez un cours de danse collectif.

Les douleurs dorsales répondent bien aux remèdes naturels. Fabriquez votre propre huile de massage en ajoutant deux gouttes d'huile essentielle de romarin, deux de lavande et deux d'eucalyptus à 20 cl d'huile d'amande douce biologique. Utilisez ce mélange pour masser la zone dorsale ou versez-en un peu dans un bain chaud pour soulager la douleur. Mâchez une petite feuille de raifort pour calmer les élancements et appliquez un cataplasme de moutarde (*Sinapis arvensis*) là où vous avez mal pour apaiser votre dos et relâcher les tensions.

Cataplasme de moutarde

- ½ c. à s. de graines de moutarde
- 1 c. à s. de farine pure

1. Placez les graines de moutarde et la farine dans un récipient.
2. Ajoutez de l'eau en quantité suffisante pour former une pâte.
3. Étalez le mélange sur la moitié d'un linge, puis repliez-le de manière à recouvrir complètement le mélange.
4. Couvrez votre dos d'un T-shirt ou d'un tissu en coton. Placez le cataplasme sur la zone douloureuse.
5. Laissez-le 1 heure en place en vérifiant régulièrement que la peau ne rougit pas ou ne devient pas irritée, car certaines personnes à la peau très sensible ne supportent pas la moutarde. Si tel est votre cas, retirez le cataplasme et lavez abondamment la zone à l'eau froide.

Consoude *(Symphytum officinale)*

Originaire d'Europe, la consoude est une plante merveilleuse aux multiples usages horticoles et médicinaux ; c'est même l'espèce la plus polyvalente du jardin ! Pouvant atteindre trois mètres de long, ses racines puissantes tirent les nutriments, les minéraux et l'eau contenus dans les profondeurs du sol pour les amener à la surface, nourrissant ainsi les plantes et la terre environnantes. La consoude enrichit le substrat pendant toute sa période de culture. Ensuite, elle peut être mélangée à la terre pour obtenir un compost riche. Elle sert également de fourrage pour le bétail. La plante est reconnaissable à ses grandes feuilles piquantes et à ses fleurs qui s'épanouissent en plein été.

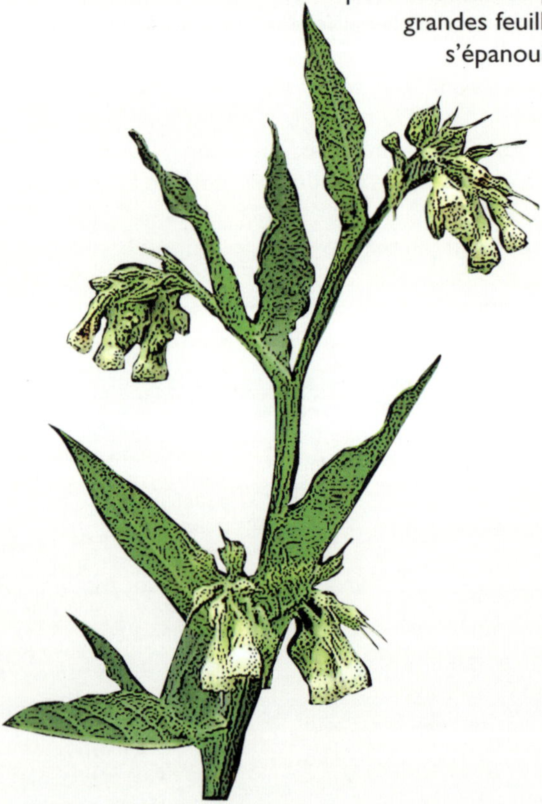

Bien que certains classent la consoude parmi les mauvaises herbes, les jardiniers biologiques reconnaissent volontiers sa valeur. Afin de fabriquer un engrais pour votre potager, remplissez un seau de feuilles coupées en morceaux, puis couvrez-les d'eau chaude. Tassez bien et laissez reposer 2 semaines. Vous obtiendrez un liquide marron foncé à l'odeur fétide et à l'aspect repoussant. Diluez-le et faites-le décanter dans un vaporisateur avant de l'utiliser sur vos tomates, vos oignons et vos haricots.

La consoude est aussi un excellent répulsif à escargots et limaces. Disposez des feuilles en tas pour encourager ces indésirables à les manger et épargner ainsi vos cultures. Vous pouvez aussi placer quelques feuilles à la base de vos légumes et espérer que les gastéropodes préfèrent la consoude !

Malgré son goût amer, elle est souvent appréciée : en salade ou légèrement cuite à la vapeur, puis cuisinée comme un légume vert. Riche en spiruline, elle constitue également une excellente base pour les boissons végétales **détoxifiantes** et purifie le **foie** et les **tissus pulmonaires**. De plus, ses feuilles contiennent le plus fort taux de **protéines** de tous les végétaux. Quant à ses racines, elles remplacent le café bien plus avantageusement que la chicorée ou le pissenlit.

La consoude doit son nom à sa capacité à accélérer la **consolidation des os** en cas de fracture. C'est pourquoi, par le passé, les herboristes l'employaient pour soigner les accidents osseux. Aujourd'hui, elle fait un onguent efficace contre les **problèmes de peau** et les **contusions**. Ses feuilles servent également à fabriquer une belle teinture jaune. Je suis sûre que vous voilà convaincu de l'accueillir dans votre jardin !

Les yeux et les oreilles

Il est essentiel de prendre soin de ses organes sensoriels. Les remèdes naturels peuvent aider à traiter les affections oculaires et auriculaires courantes comme la conjonctivite ou la fatigue visuelle. L'espèce végétale habituellement associée aux yeux est l'euphraise *(Euphrasia officinalis)*. Cette plante, que l'on trouve partout en Europe, est utilisée depuis le Moyen Âge pour soulager les yeux rouges et irrités. Dans les pages suivantes, vous trouverez une recette d'infusion pour traiter la conjonctivite, les orgelets et la fatigue visuelle.

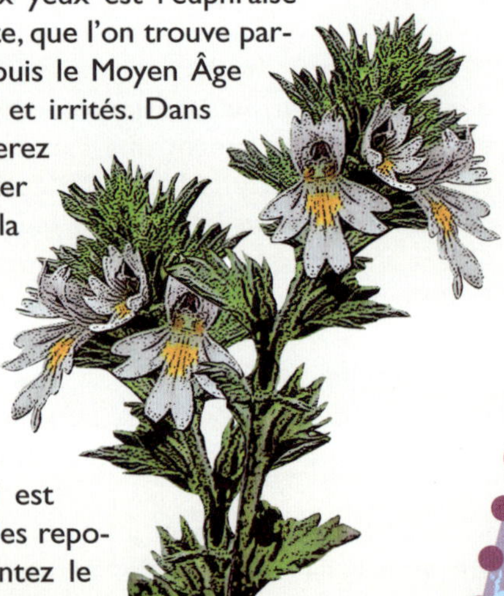

Nos sociétés modernes imposent souvent de rester longtemps devant un ordinateur ou de concentrer notre vision sur des éléments proches de nous, ce qui est très fatigant pour les yeux. Veillez à les reposer chaque fois que vous en ressentez le besoin, notamment en portant le regard loin devant vous. Contrairement à nous, nos ancêtres passaient beaucoup de temps à scruter l'horizon. L'augmentation des cas de myopie serait en partie due à notre tendance à fixer notre regard sur les petites choses qui nous entourent. Tous les jours, marchez 15 minutes et profitez-en pour regarder au loin. Si vous avez les yeux fatigués, pratiquez cet exercice de yoga qui les reposera : frottez vigoureusement vos paumes de mains l'une contre l'autre pour les réchauffer, puis placez-les sur vos paupières quelques minutes, en respirant profondément.

Une oreille infectée signale quant à elle une accumulation de mucus dans l'organisme. Dans ce cas, ayez recours à l'ail et à l'oignon crus. Autre remède traditionnel, le bouillon-blanc *(Verbascum thapsus)*, que l'on appelle également molène : cette plante est imposante avec de grandes tiges couvertes de corolles florales. Grâce à ce chapitre, vous pourrez confectionner votre propre huile de bouillon-blanc afin de traiter les infections auriculaires et éliminer les bouchons de cire.

Conjonctivite

Il s'agit d'une inflammation de la muqueuse qui borde les paupières et couvre la partie antérieure du globe oculaire. La conjonctivite peut être une réaction à des allergènes présents dans l'atmosphère, comme le pollen, ou à des produits cosmétiques. Diluez une cuillerée à café de miel dans une tasse d'eau chaude. Baignez votre œil avec ce mélange pour nettoyer la zone, traiter l'infection et favoriser la guérison. Vous pouvez également utiliser de l'infusion de camomille tiède à appliquer à l'aide d'un coton-tige. Changez-en pour chaque œil afin d'éviter toute contamination.

Bain oculaire à l'euphraise

Il soulage les démangeaisons.

1. Faites infuser 4 mg d'euphraise séchée 10 minutes dans une tasse d'eau bouillante.
2. Filtrez et laissez refroidir.
3. Imbibez un tissu propre de ce liquide et utilisez-le deux fois par jour pour nettoyer l'œil infecté.

Orgelet

Petite cloque jaune apparaissant à la base d'un cil, l'orgelet indique une défaillance du système immunitaire. Utilisez les mêmes remèdes que ceux proposés pour soigner la conjonctivite, page 97. Appliquez de la teinture de souci sur l'orgelet pour réduire le gonflement et absorbez-en pour fortifier le système immunitaire : diluez une cuillerée à soupe de teinture dans une tasse d'eau chaude et buvez cette préparation trois fois par jour.

Teinture de souci

- 1 grosse poignée de fleurs de souci fraîches
- 20 cl de vodka biologique
- 10 cl d'eau

1. Mettez les fleurs dans un bocal.
2. Couvrez d'alcool et d'eau.
3. Refermez le bocal et laissez reposer 2 semaines en secouant de temps à autre.
4. Filtrez à travers une passoire à thé recouverte d'un linge fin.
5. Versez le liquide dans une bouteille propre en verre teinté et conservez-le un an maximum.

Fatigue visuelle

Les heures passées devant un écran fatiguent et irritent vos yeux. Ajoutez deux gouttes d'huile essentielle de rose à une cuillerée à soupe d'huile d'olive biologique. Utilisez en massage sur les tempes. Préparez aussi une infusion de pétales de rose. Dans une tasse, mettez une poignée de pétales et couvrez d'eau bouillante. Laissez infuser 10 minutes. Filtrez, puis utilisez pour nettoyer vos yeux. Placez des tranches de concombre sur les paupières pour les rafraîchir et les apaiser. Si vous souffrez de sécheresse oculaire, appliquez sur vos yeux une compresse d'infusion de mouron des oiseaux *(Stellaria media)*.

Infusion de mouron des oiseaux

1. Dans une théière, déposez une poignée de feuilles de mouron des oiseaux et couvrez d'eau bouillante.
2. Laissez infuser 10 minutes, puis filtrez.
3. Trempez un linge dans le liquide, pliez-le en rectangle et posez-le 10 minutes sur les paupières.

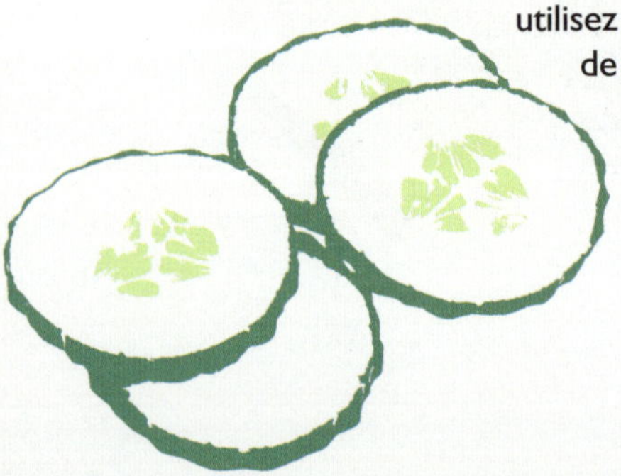

Otite

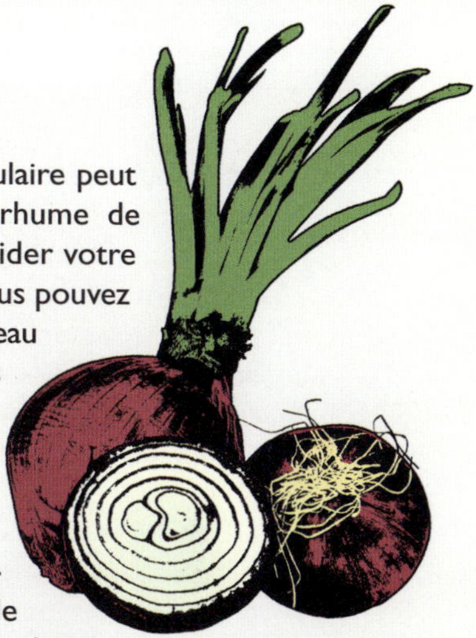

Souvent accompagnée de fièvre, l'infection auriculaire peut être le résultat d'un mal de gorge ou d'un rhume de poitrine. Consommez de l'ail en quantité pour aider votre organisme à se débarrasser seul de l'infection. Vous pouvez également introduire dans votre oreille un morceau d'ail cru épluché enveloppé dans une gaze. Les naturopathes recommandent de placer une tranche d'oignon autour de l'oreille pour repousser l'infection. Laissez-la en place le plus longtemps possible et remplacez-la quand elle est sèche. Pour diminuer l'infection, préparez un bain auriculaire : disposez un peu d'achillée millefeuille dans une tasse et couvrez d'eau bouillante. Laissez reposer 10 minutes, puis versez le liquide encore chaud dans l'oreille. Vous pouvez aussi appliquer en massage quelques gouttes d'huile essentielle de lavande sur le cou et la gorge. Le mouron des oiseaux est la plante que l'on utilise habituellement pour les troubles auriculaires, notamment en huile. Préparez le mélange indiqué dans la recette ci-contre. Prélevez-en un peu à l'aide d'une pipette et introduisez celle-ci dans le conduit auditif. Penchez la tête jusqu'à ce que le liquide soit complètement absorbé.

Huile de mouron des oiseaux

1. Réduisez des fleurs de mouron en petits morceaux.
2. Déposez-les dans un mortier et ajoutez un peu d'huile de tournesol.
3. Écrasez les fleurs à l'aide du pilon.
4. Mettez les fleurs écrasées dans un grand bocal en verre.
5. Couvrez d'huile, puis fermez à l'aide du couvercle et secouez vigoureusement.
6. Laissez macérer dehors, au soleil direct, pendant 21 jours.

Bouchon de cire

Il arrive que le cérumen s'accumule dans l'oreille et forme un bouchon de cire qui obstrue le canal auditif et altère l'audition. Pour dissoudre le bouchon, réchauffez un peu d'huile de mouron, puis placez-en quelques gouttes dans le conduit auditif.

Fenouil *(Foeniculum vulgare)*

Le fenouil est une plante vivace et ombellifère – ce qui signifie qu'elle produit des fleurs en ombelles sur de grandes tiges bien droites. L'espèce commune, d'apparence semblable à l'aneth, a un feuillage vaporeux et abondant qui dégage un parfum anisé. La variété dite de Florence présente une racine enflée qui ressemble à un bulbe, très apprécié en cuisine. Ses graines minces, ovales et striées sont employées pour leur saveur sucrée et anisée. Bien qu'il soit originaire d'Europe, le fenouil est cultivé en Inde, en Chine et en Égypte.

La plante est très présente dans l'histoire et le folklore. Les Grecs anciens l'appréciaient beaucoup : l'une de leurs capitales, Marathon (du grec *marathos*, qui veut dire « fenouil ») fut ainsi baptisée en raison de l'abondance des pieds de fenouil qui poussaient sur son sol. Les Romains, quant à eux, cultivaient la plante pour ses graines et ses pousses et pensaient qu'elle donnait aux serpents une vue perçante. Au Moyen Âge, elle était très prisée des herboristes car elle éloignait, disait-on, le Malin.

Pour un grand nombre de traditions culinaires, le fenouil est un ingrédient incontournable. Le bulbe de la variété de Florence est très populaire dans le bassin méditerranéen, où il agrémente salades, pâtes ou risottos. Les Chinois l'intègrent dans le mélange cinq-épices et ses graines sont un ingrédient essentiel des plats indiens et moyen-orientaux.

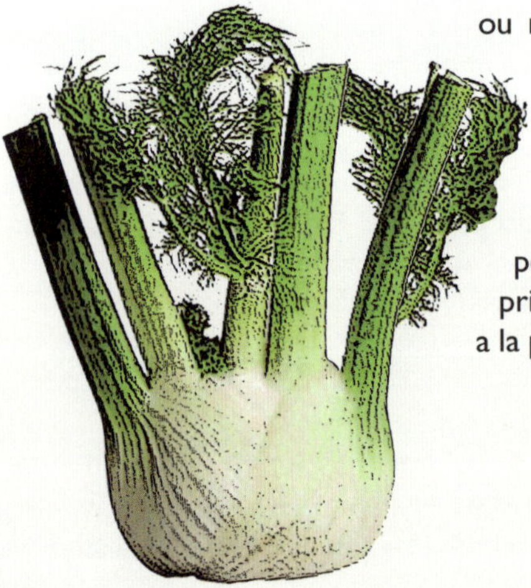

Sur un plan médicinal, le fenouil est peut-être davantage réputé pour ses propriétés **digestives** et **carminatives** (qui a la propriété d'expulser les gaz intestinaux).

Écrasez une cuillerée à café de graines et ajoutez de l'eau bouillante : vous obtenez une infusion **apaisante** et **antispasmodique**, ainsi qu'un excellent tonique contre les **ballonnements**, les **indigestions** et les **flatulences**. Durant l'Antiquité, les Grecs appréciaient le fenouil pour son pouvoir **amincissant** et pour son effet **coupe-faim**.

Le fenouil est depuis toujours utilisé pour soigner les **troubles oculaires** et certains peuples du sous-continent indien consomment encore ses graines pour améliorer leur vue. Une compresse de fenouil peut soulager la **conjonctivite**. En raison de sa réputation qui veut qu'elle reconstitue les cellules hépatiques, la plante était jadis employée en traitement contre la **jaunisse**, l'**hépatite** et divers problèmes du **foie**. Préparez une infusion purifiante en faisant reposer une cuillerée à café de graines de fenouil écrasées ou deux cuillerées à café de feuilles de fenouil fraîches dans une tasse d'eau bouillante.

Les mamans qui allaitent apprécient le fenouil pour son effet sur la **lactation**. Si vous avez les seins engorgés ou douloureux, appliquez sur la poitrine une compresse froide faite à partir de graines écrasées. La plante contient des phyto-œstrogènes, un composé végétal qui a une action équilibrante sur le taux d'hormones femelles : elle est donc idéale pour les femmes qui apprécient son action régulatrice sur les hormones, notamment avant les règles ou pendant la ménopause. Les Romaines s'en servaient pour stimuler leur libido et, plus surprenant encore, pour gonfler leur décolleté… Le résultat n'est pas garanti, mais vous ne risquez rien à essayer avant d'avoir recours au bistouri !

La santé de la femme

La nature a doté les femmes d'un corps étonnant avec l'immense privilège de porter et de donner la vie à un bébé, puis de lui apporter, grâce au lait maternel, la meilleure alimentation qui soit. L'hyper-médicalisation de notre société fait parfois oublier combien notre corps est fort et puissant. Certaines femmes prennent des médicaments pour contrôler leurs règles ou même pour les supprimer. Une fois enceinte, on ne pense pas toujours à se fier à ses instincts et à être à l'écoute des besoins de son organisme. On ne prend pas assez le temps de vivre le miracle qui se produit en nous.

C'est ainsi que cela se passe dans notre monde moderne ; toutefois, de plus en plus de femmes remettent en question cette façon de faire et se tournent vers les alternatives possibles. Si la médecine moderne peut aider les femmes à surmonter les différentes variations hormonales, la nature leur propose elle aussi un grand nombre de solutions adaptées à ce type de troubles. Les douleurs et les tensions menstruelles seront moins aiguës si la femme parvient à apprivoiser ses règles et les émotions qui les accompagnent, plutôt que de tenter de les contrôler. Faisons confiance à notre capacité innée à donner la vie et à nourrir notre enfant et respectons-nous pour redécouvrir notre surprenant pouvoir créateur. Ce chapitre est exclusivement dédié au corps de la femme et aux remèdes naturels associés aux troubles liés aux cycles féminins tels que les règles, la grossesse, l'accouchement et, bien sûr, la ménopause.

Le cycle menstruel

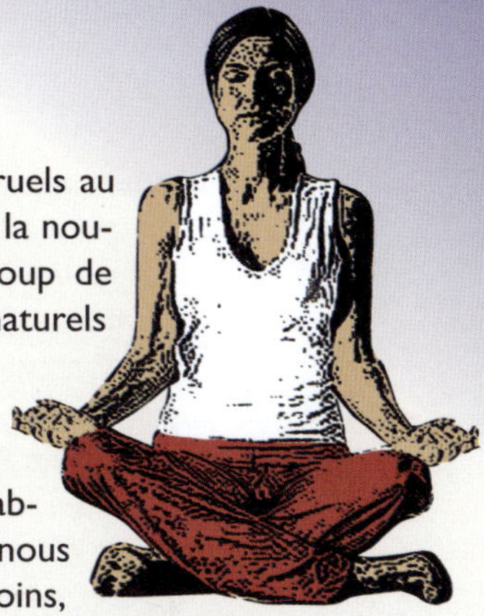

Depuis toujours, on associe les saignements menstruels au rythme lunaire : les règles seraient déclenchées par la nouvelle lune et l'ovulation par la pleine lune. Beaucoup de femmes ont des cycles perturbés : divers remèdes naturels permettent de rétablir leur équilibre.

La dysménorrhée désigne des règles douloureuses, tandis que la ménorragie (ou hyperménorrhée) se réfère à des pertes abondantes et l'aménorrhée à l'absence totale de menstruations. Beaucoup d'entre nous souffrent chaque mois, ce qui est dû, en partie du moins, à notre culture : en effet, les règles sont souvent considérées comme un phénomène honteux et tabou pour lequel il est juste de souffrir. Dans nos sociétés dites « civilisées », la femme s'accorde rarement du repos pendant cette période, à l'inverse de nombreuses tribus du monde entier. Au début de vos règles, accordez-vous si vous le pouvez, un après-midi au lit ou prévoyez de vous coucher de bonne heure. Faites plaisir à vos papilles en mangeant ce qui vous fait envie. Ménagez-vous et déculpabilisez ! Faites de votre confort votre priorité absolue : avez-vous bien chaud ? Ne seriez-vous pas mieux avec une couverture ou un oreiller supplémentaire ? Et pourquoi ne pas poser une bouillotte sur votre ventre ou sous vos reins ? Prenez l'habitude d'inscrire sur un calendrier la date du début de vos règles et notez ce que vous ressentez.

Pendant vos règles, buvez de l'infusion de menthe poivrée pour réduire la sensation de gonflement et soulager la douleur. Faites une huile de massage en ajoutant quelques gouttes d'huile essentielle de sauge sclarée et de fenouil à 3 cl d'une huile végétale de support, d'amande biologique, par exemple. Appliquez sur le ventre et le bas du dos.

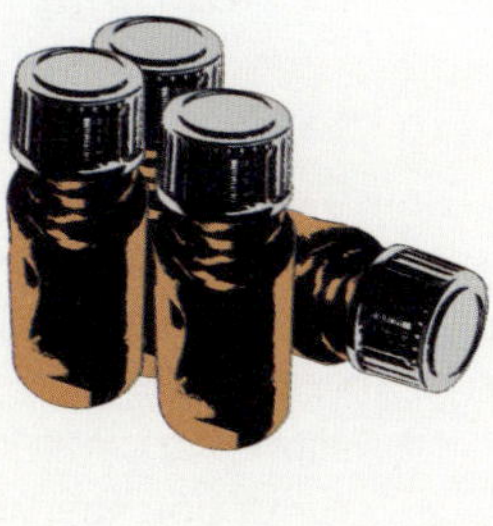

La fertilité

Pour beaucoup de femmes occidentales, la fertilité est aujourd'hui un facteur de grande anxiété. Dans de nombreux cas, il est totalement inutile d'avoir recours à des médicaments ou à des procédures médicales agressives. Les thérapies alternatives ont fait leurs preuves pour stimuler la fonction reproductrice. L'alimentation joue un rôle de premier plan dans ce domaine : consommez des aliments riches en zinc, en vitamine C et en sélénium. Essentiel à la production de sperme et au fonctionnement des appareils reproducteurs mâle et femelle, le zinc est particulièrement vulnérable au stress et aux excès en tous genres. La vitamine C, quant à elle, améliore la mobilité des spermatozoïdes. Des études ont démontré qu'un manque de sélénium provoquait une baisse de la population de spermatozoïdes et pouvait être responsable de la stérilité chez l'homme, mais aussi chez la femme. La noix du Brésil est très riche en sélénium ; n'hésitez donc pas à en consommer abondamment.

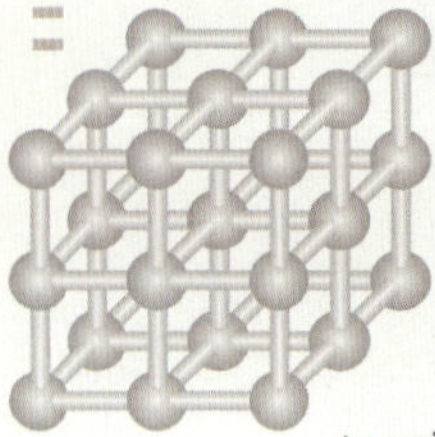

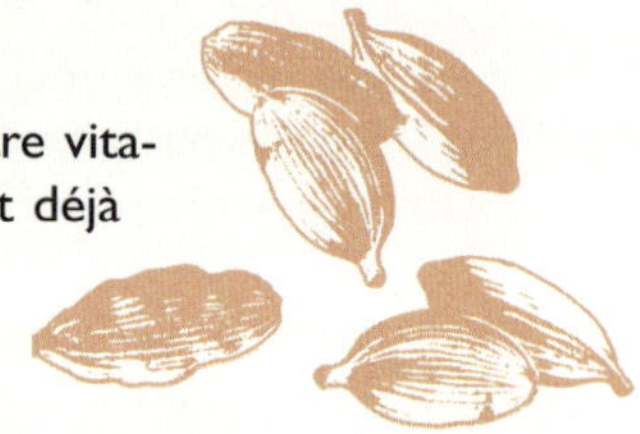

En réduisant les toxines, vous stimulerez votre vitalité, votre libido et votre fertilité. On connaît déjà les ravages de l'alcool et du tabac sur le nombre de spermatozoïdes et l'on sait également qu'ils empêchent l'ovule de s'implanter correctement. Limitez aussi – ou mieux encore, supprimez – les plats riches et frits, le sucre et la caféine de votre alimentation et privilégiez les acides gras essentiels que l'on trouve dans le lin, le maquereau, l'huile de poisson ou les graines de citrouille.

Pendant la grossesse

La grossesse est le premier pas sur le chemin de la parentalité. Il s'agit d'une période incroyablement riche en créativité et en changements au cours de laquelle il est très important de se dorloter à la fois physiquement et psychologiquement. Côté santé, c'est souvent pendant la grossesse que le corps atteint sa plénitude, surtout si vous optez pour une alimentation saine et des remèdes holistiques. La femme enceinte présente une tendance instinctive pour l'auto-guérison de toutes les petites maladies ou les désagréments mineurs. Les thérapies naturelles soutiennent l'organisme en stimulant et en renforçant ce pouvoir. Employées à bon escient, la grande majorité des médecines alternatives ne présentent aucun effet secondaire dangereux ou désagréable et peuvent être utilisées sans risque par la femme enceinte. Je vous conseille néanmoins de rester prudente et d'éviter certains remèdes ou plantes. Si vous avez le moindre doute, consultez un herboriste professionnel ou un médecin.

Anémie

L'anémie désigne un manque de fer dans le sang, qui peut entraîner un sentiment de faiblesse, des vertiges ou des évanouissements. L'infusion de feuilles de framboisier est très utile pour la femme enceinte : elle contient du fer assimilable sans difficulté par l'organisme. Toutefois, évitez d'en boire au cours du dernier trimestre, car la framboise peut provoquer des contractions utérines. Lorsque vous mangez des aliments riches en fer – comme le cresson, les graines de citrouille ou l'avoine –, gardez à l'esprit que le corps a également besoin de vitamine C, présente dans de nombreux fruits et différents légumes verts (voir aussi page 84).

Huile de massage apaisante

Utilisez cette huile de massage pendant la grossesse pour soulager les douleurs dorsales.

▶ 2 gouttes de chacune des huiles essentielles suivantes : géranium, lavande et camomille romaine
▶ 3 cl d'huile d'amande douce

1. Versez les huiles essentielles dans un bocal en verre.
2. Ajoutez l'huile d'amande douce et secouez pour mélanger. Utilisez-la en massage ou versez-en un bouchon dans un bain chaud pour soulager les douleurs.

Douleurs dorsales

La femme enceinte doit modifier sa posture pour mieux soutenir le poids du bébé, ce qui provoque des douleurs dorsales. Essayez de garder le dos bien droit et portez des chaussures confortables. Le yoga ou le Pilates peuvent vous aider à trouver une position sans risque pour votre dos et dans laquelle vous vous sentirez à l'aise. Effectuez les postures yogiques de l'étirement du chat et de la table à deux pieds pour prendre conscience de votre colonne vertébrale et de l'alignement qu'elle doit avoir. Si vous souhaitez pratiquer d'autres positions, sachez que certaines ne conviennent pas aux femmes enceintes. Prenez conseil auprès d'un professionnel.

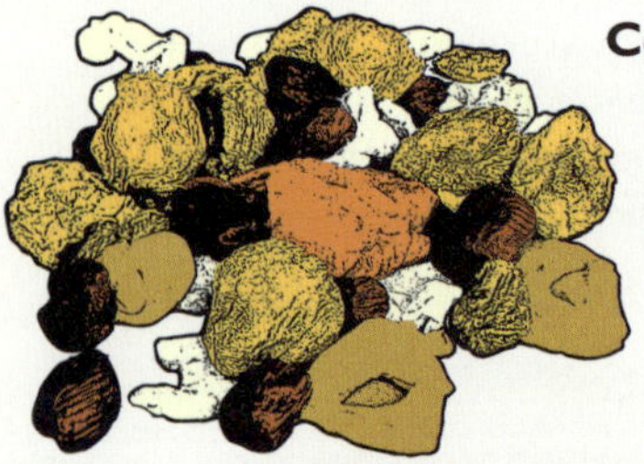

Constipation

Certains compléments en fer peuvent constiper : remplacez-les par une boisson tonifiante riche en fer ou par de l'infusion d'ortie (voir page 84). Réduisez votre consommation de blé, mangez davantage de fruits secs et buvez beaucoup d'eau.

Saignements gingivaux

Les changements hormonaux qui se produisent pendant la grossesse peuvent entraîner une fragilisation des gencives. Augmentez votre apport en vitamine C pour les renforcer et favoriser leur cicatrisation. L'infusion de feuilles de framboisier est efficace contre ce type de désagrément : évitez toutefois d'en consommer au cours du dernier trimestre, car elle peut provoquer des contractions utérines.

Crampes

La femme enceinte souffre souvent de crampes, notamment aux cuisses, aux mollets et aux pieds. Mangez de l'ail pour améliorer votre circulation et massez vos jambes quotidiennement afin d'empêcher les crampes de se déclencher la nuit. Reportez-vous à la recette de l'huile de massage apaisante de la page 105.

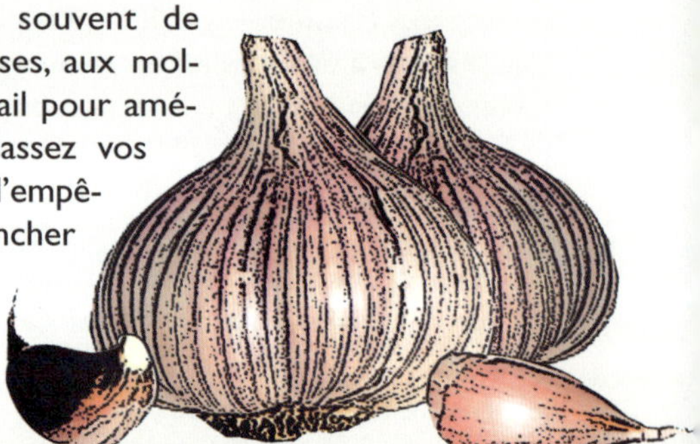

Rétention d'eau

L'accumulation de sel et d'eau dans les cellules de l'organisme entraîne un gonflement des mains, des jambes et des pieds. Le massage peut vous aider à réduire la rétention d'eau dans vos jambes : essayez la recette d'huile de la page 105.

Vertiges

Lorsque vous changez de position, pensez à effectuer des mouvements lents pour laisser à vos vaisseaux sanguins le temps de s'adapter.

Indigestion

Buvez de l'infusion de fenouil *(Foeniculum vulgare)* et évitez les aliments trop riches, épicés ou frits. Le yoga et le Pilates soulagent la douleur.

Infusion de fenouil

1. Dans une tasse, déposez une cuillerée à soupe de graines de fenouil.
2. Couvrez d'eau bouillante.
3. Placez un couvercle sur la tasse et laissez infuser 10 minutes.
4. Buvez après les repas pour aider votre corps à digérer.

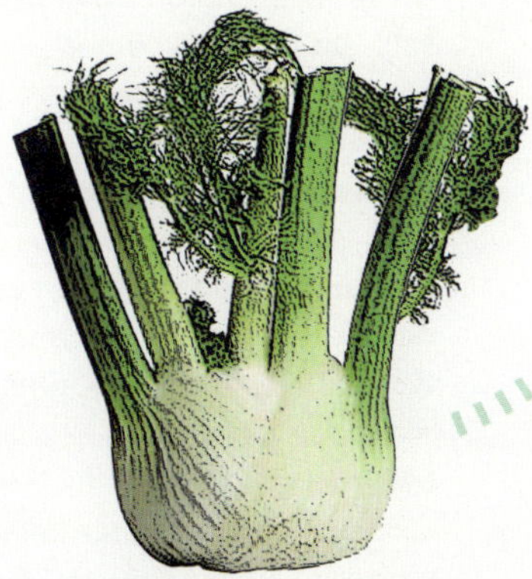

Insomnie

Au terme de la grossesse, la sensation d'inconfort peut devenir si présente qu'elle engendre parfois des troubles du sommeil. Pour mieux dormir, buvez une tasse d'eau chaude additionnée d'une cuillerée à café de miel et de vinaigre de cidre (voir page 92) ou, si vous préférez, essayez le jus de céleri. Pensez à faire un peu de sport tous les jours, de préférence en extérieur : pourquoi ne pas marcher un peu avant d'aller au lit ? En libérant la charge électromagnétique accumulée, l'exercice physique favorise un sommeil réparateur. Prévoyez aussi quelques courtes siestes tout au long de la journée et évitez de regarder la télévision avant de vous coucher.

Nausées matinales

Les nausées sont très fréquentes pendant les premiers mois de la grossesse. Dans les cas les plus sévères, elles peuvent provoquer des vomissements et surviennent tout au long de la journée. Le gingembre est un allié très efficace contre les nausées : râpez-en un peu dans une tasse, puis couvrez-le d'eau bouillante et laissez reposer 10 minutes avant de boire. Vous pouvez également vous tourner vers l'homéopathie : choisissez *Ipeca* en cas de nausées sans vomissements et *Sepia* si

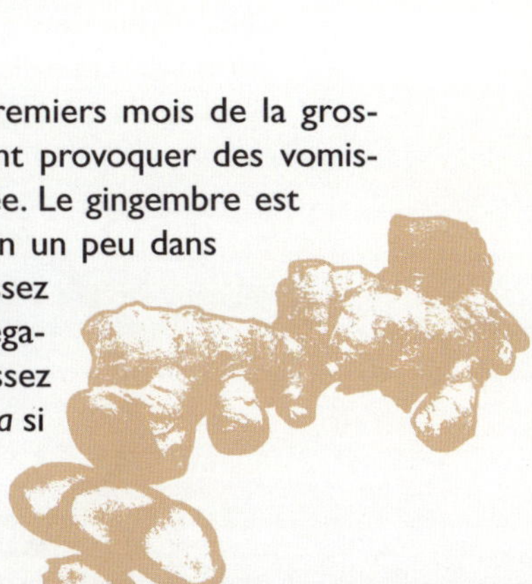

les nausées sont aggravées par l'odeur ou la pensée de la nourriture, *Nux Vomica* pour les nausées surtout matinales et *Pulsatilla* pour celles du soir. Si vous devez faire un long trajet, portez à chaque poignet un bracelet de voyage : en exerçant une pression sur les points d'acupuncture, ils contiendront la sensation de malaise. Vous les trouverez dans la plupart des magasins biologiques ou en pharmacie. Mangez beaucoup de bananes, de céréales, de lentilles et de poissons, riches en vitamine B6.

Douleurs pelviennes

Elles sont provoquées par une pression exercée sur les nerfs pelviens. Massez les cuisses et la région pelvienne assez fermement pour soulager douleurs et raideurs musculaires. Utilisez l'huile de massage apaisante dont la recette est donnée page 105.

Hémorroïdes

Chez la femme enceinte, les hémorroïdes sont souvent le résultat d'un manque de nutriments. Appliquez une compresse d'hamamélis, préalablement mise au congélateur, puis enveloppée de gaze, pour réduire les gonflements (voir aussi page 85).

Vergetures

Les vergetures sont provoquées par un manque d'élasticité cutanée. Pour prévenir leur apparition, appliquez du jus frais d'aloe vera, directement de la plante, sur le ventre, la poitrine et les cuisses. Les aliments riches en zinc, comme les graines de tournesol ou de citrouille, stimulent l'élasticité de la peau.

Huile pour ventre rond

Usez et abusez de cette huile pour limiter l'apparition des vergetures.

- ▶ 10 cl d'huile de coco
- ▶ 5 gouttes d'huile essentielle de rose de Damas

1. Versez l'huile de coco et l'huile essentielle de rose dans un petit bocal en verre.
2. Faites chauffer au bain-marie.
3. Passez cette huile tiède et odorante sur votre ventre.

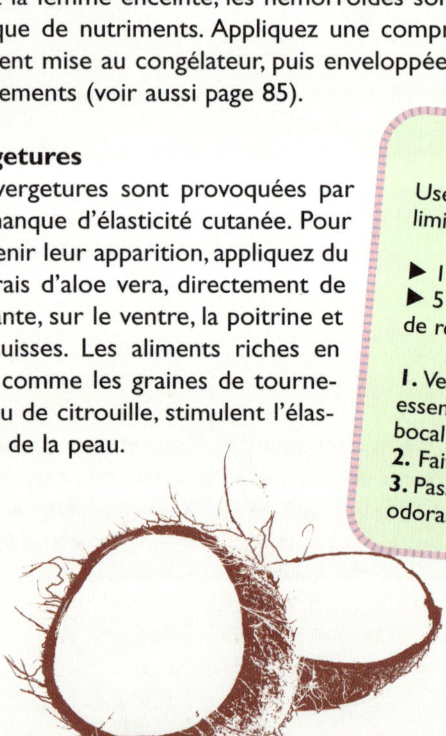

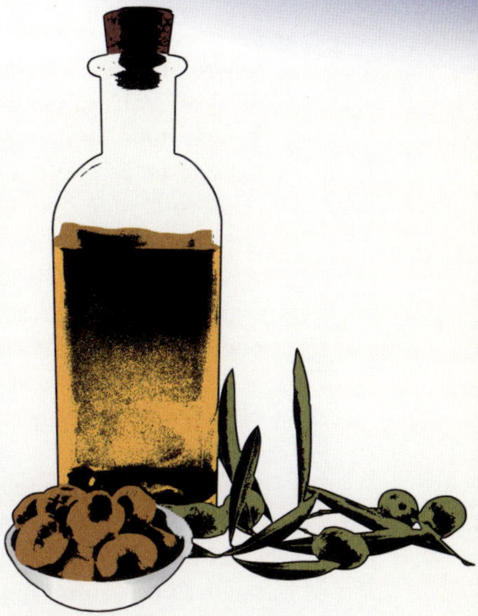

Mycose

Grâce à leurs propriétés antifongiques, la camomille, le fenouil et le thym sont efficaces contre cette infection vaginale, notamment en compresse : dans une tasse d'eau bouillante, mettez une cuillerée à café de chacune de ces plantes séchées. Couvrez et laissez infuser 10 minutes. Filtrez, laissez tiédir puis trempez un linge dans le liquide, à poser sur la zone vaginale. Vous pouvez également appliquer un peu de yaourt nature biologique ou de l'huile d'olive en massage sur la vulve et les lèvres génitales. Portez des sous-vêtements en coton et proscrivez les habits trop serrés. Mangez beaucoup d'aliments crus, de l'ail surtout, et oubliez le sucre et les autres douceurs telles que le miel ou la mélasse.

Fatigue

Votre corps fabrique un nouvel être humain… Il est normal que vous vous sentiez plus fatiguée que d'habitude ! Essayez de vous reposer plusieurs fois dans la journée et veillez à dormir suffisamment. Prenez un bain chaud dans lequel vous aurez versé quelques gouttes d'huile essentielle de jasmin, d'ylang-ylang ou de lavande pour aider votre corps à se détendre et le préparer au sommeil. Le yoga et la natation sont particulièrement indiqués pour vous redonner de l'énergie et vous assurer une bonne nuit.

L'accouchement

En pratiquant le yoga tout au long de votre grossesse, vous faciliterez votre accouchement. La posture de la guirlande est tout particulièrement profitable à la région pelvienne. La naissance active, au cours de laquelle la mère se déplace et peut accoucher debout ou à quatre pattes plutôt qu'allongée sur le dos, permet d'utiliser la gravité au lieu de s'y opposer.

Je vous conseille de préparer un kit de naissance composé de produits naturels. Voici quelques suggestions :

- Une huile de massage composée de 3 cl d'huile d'amande douce biologique et de quelques gouttes d'huile essentielle de sauge sclarée et de rose de Damas. Pendant le travail, votre partenaire pourra vous masser le bas du dos avec ce mélange.
- Un flacon d'huile essentielle de lavande et un de mélisse : vous en déposerez un peu sur un mouchoir que vous respirerez pour rester concentrée et vous remonter si vous vous sentez fatiguée.
- Un flacon de remède Rescue© pour atténuer l'anxiété pendant l'accouchement. Mélangez cinq gouttes à un verre d'eau et buvez à petites gorgées.
- Un pot de miel pour vous maintenir en forme : avalez-en une cuillerée à café chaque fois que vous en ressentez le besoin.
- De l'infusion de feuilles de framboisier pour favoriser le travail.
- De la tisane de camomille contre le stress et l'angoisse.

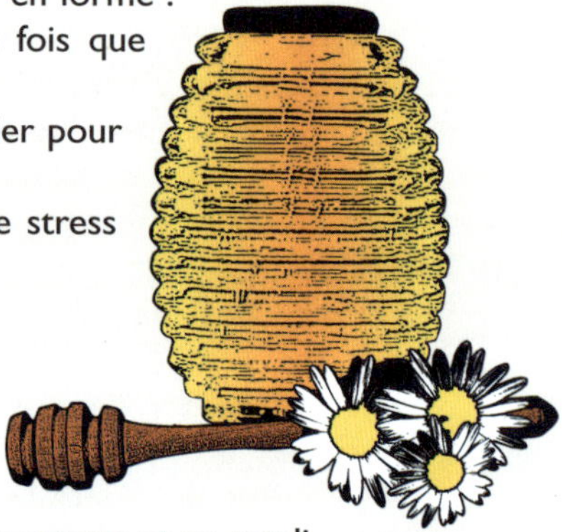

L'allaitement

Le lait maternel est la nourriture idéale pour un bébé. Il contient tous les nutriments essentiels à son développement et se modifie au fur et à mesure que l'enfant grandit. Le premier lait est appelé « colostrum » : il s'agit d'un liquide jaune et épais très stimulant pour le système immunitaire de l'enfant. Il est tout particulièrement important durant ses premiers jours. Le véritable lait, qui est produit environ trois jours après la naissance, contient beaucoup de protéines et de graisses pour favoriser le développement du bébé. La composition du lait maternel change à mesure que l'enfant grandit. Par exemple, dès qu'il découvre la nourriture solide, le lait lui apporte davantage d'anticorps qui protégeront son appareil digestif. En plus d'apporter à votre enfant les propriétés immunostimulantes et les nutriments qui lui sont essentiels, l'allaitement vous permet de créer un lien fort avec votre enfant. Le contact peau à peau est vital pour son développement.

Lactation

Plus un bébé boit, plus le corps produit de lait maternel : la manière la plus simple d'encourager la lactation est donc de donner fréquemment le sein à votre enfant. L'infusion de fenouil (voir page 107) a également une action stimulante sur la production de lait.

Mamelons irrités ou crevassés

Pour favoriser la cicatrisation des crevasses, massez les mamelons avec quelques gouttes de lait maternel. Bien que cela soit très douloureux, essayez de ne pas entraver le flux de lait afin d'empêcher vos seins de s'engorger. Si vous avez décidément trop mal pour allaiter votre enfant, appuyez doucement sur vos seins avec la main pour faire couler le lait. L'onguent de souci apaise les irritations de la peau et stimule la cicatrisation. En plus, il est sans danger pour le bébé.

Problèmes liés à l'allaitement

L'allaitement est plus efficace si le bébé et la maman sont détendus. Si vous avez du mal à vous relaxer, prenez un bain chaud agrémenté de quelques gouttes d'huile essentielle de lavande ou confectionnez votre propre huile de bain apaisante. Essayez de donner le sein à votre enfant dans le bain, car l'eau chaude peut avoir un effet calmant sur lui aussi.

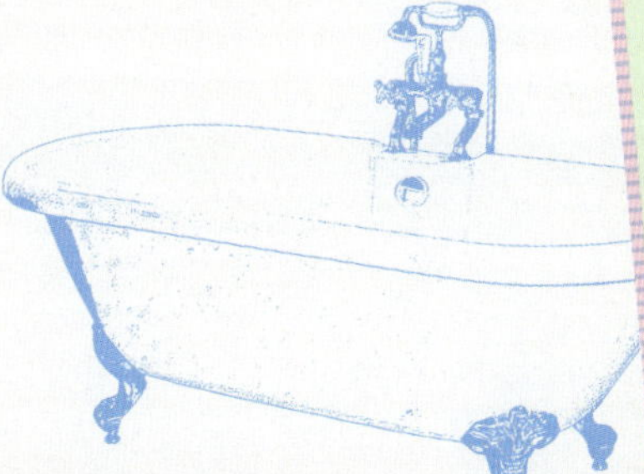

Boisson spéciale allaitement

1. Placez 25 g de graines de fenouil dans une tasse d'eau bouillante.
2. Laissez infuser 10 minutes, puis filtrez et buvez cette boisson chaude, trois fois par jour.

Onguent de souci

- ▶ 25 cl d'huile de souci (voir page 76)
- ▶ 50 g de cire d'abeille
- ▶ Quelques gouttes d'huile essentielle de rose de Damas

1. Faites fondre la cire d'abeille dans un bol au bain-marie.
2. Ajoutez l'huile de souci et l'huile essentielle de rose.
3. Mélangez et versez dans un bocal opaque muni d'un couvercle. Appliquez sur les mamelons abîmés. Conservez au réfrigérateur.

Huile de bain apaisante pour maman allaitante

- ▶ 2 gouttes de chaque huile essentielle suivante : lavande, ylang-ylang et camomille romaine
- ▶ 3 cl d'huile d'amande douce biologique

1. Mélangez les huiles essentielles et l'huile d'amande dans un bocal.
2. Versez un bouchon de ce mélange apaisant dans un bain chaud.

Engorgement des seins

Pendant les premières semaines qui suivent l'accouchement, les seins peuvent devenir durs et tendus. Nourrissez souvent votre bébé pour soulager votre poitrine. Appliquez sur vos seins des feuilles de chou congelées pour réduire le gonflement et absorber la chaleur.

Inflammation des seins

Pour calmer l'inflammation, placez des feuilles de chou dans votre soutien-gorge. Diluez un peu de teinture d'échinacée dans un verre d'eau pour aider votre corps à combattre l'infection. Les huiles essentielles de souci et de camomille sont anti-inflammatoires. Versez-en un peu dans une huile végétale de support, d'amande douce biologique par exemple, puis massez vos seins avec ce mélange.

Huile apaisante pour la poitrine

▶ 2 gouttes de chacune des huiles essentielles suivantes : souci et camomille
▶ 3 cl d'huile d'amande douce

1. Mélangez les huiles essentielles et l'huile d'amande dans un bocal.
2. Utilisez cette huile apaisante en massage sur vos seins.

Fatigue

Profitez de la sieste de votre bébé pour vous reposer vous aussi. Une fois que vous aurez pris l'habitude d'allaiter, allongez-vous sur le côté et détendez-vous pendant que vous donnez le sein à votre enfant. Veillez à manger suffisamment d'aliments énergétiques et à boire beaucoup d'eau pour vous maintenir en forme. Privilégiez les sucres lents que l'on trouve dans l'avoine, les oléagineux, les graines germées et les bananes.

La ménopause

Apparaissant généralement vers l'âge de 50 ans, la ménopause marque la fin des règles et peut engendrer des effets secondaires perturbants tels que des bouffées de chaleur ou des pertes de mémoire. La sauge sclarée, en plus d'équilibrer les hormones, permet d'améliorer l'humeur. Déposez un peu d'huile essentielle sur un mouchoir et respirez-le pendant la journée, chaque fois que vous le désirez. Pour réduire les sueurs nocturnes, plongez dans un bain additionné de quelques gouttes d'huile essentielle de camomille avant de vous mettre au lit.

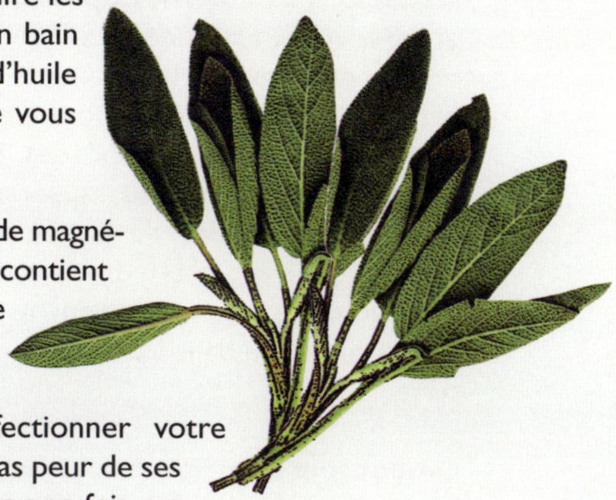

Veillez à consommer suffisamment de magnésium : l'ortie, par exemple, en contient beaucoup et pousse en abondance dans les jardins. Oubliez les compléments alimentaires onéreux et utilisez cette plante pour confectionner votre propre boisson tonifiante. N'ayez pas peur de ses piqûres : l'histamine n'est plus active une fois que les feuilles ont été bouillies ou coupées.

Boisson tonifiante à l'ortie

1. Dans une casserole, mettez quelques poignées de feuilles d'ortie.
2. Couvrez d'eau bouillante et posez sur le feu.
3. Laissez cuire 30 minutes à petits bouillons.
4. Filtrez à travers une mousseline et buvez au besoin.

Infusion spéciale ménopause

L'agripaume est la plante que l'on utilise habituellement pour aider le corps à s'adapter à la ménopause. Pour gérer au mieux cette phase délicate, faites-en une infusion à boire à volonté !

1. Ajoutez 25 g d'agripaume séchée dans une tasse d'eau bouillante.
2. Laissez reposer 10 minutes, puis filtrez et buvez chaud.

Agripaume *(Leonurus cardiaca)*

L'agripaume est une plante médicinale réputée depuis l'Antiquité. Son nom latin, *Leonurus cardiaca*, vient d'un mot grec signifiant « cœur de lion ». Les Grecs anciens utilisaient déjà l'agripaume pour apaiser l'**anxiété** des jeunes mamans après l'accouchement. Très efficace pour lutter contre les troubles liés aux **menstruations** et à la **ménopause** ou après la **grossesse**, c'est une plante résolument proche des femmes. De la même famille que la menthe, elle présente une tige à section carrée et des feuilles opposées. En été, de petites fleurs rose et lilas apparaissent sur la partie supérieure de la plante. Espèce sauvage pouvant atteindre un mètre de hauteur, on la trouve souvent le long des routes, ainsi que dans les champs et autres terrains vagues.

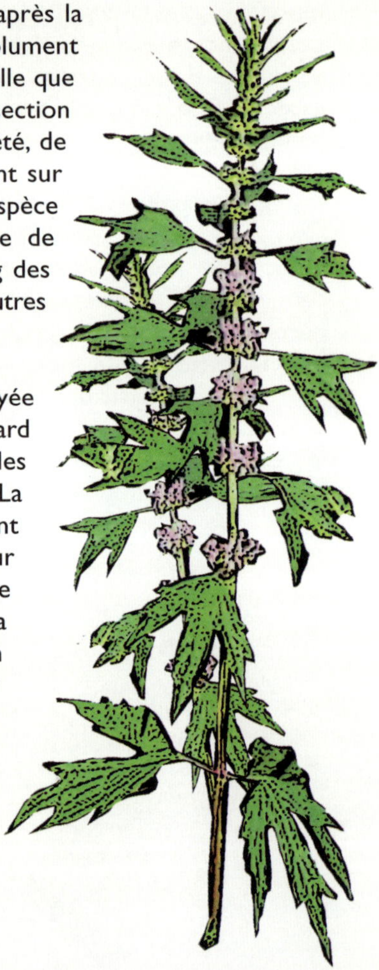

De nos jours, l'agripaume est employée pour stimuler les règles en cas de retard ou d'**aménorrhée** et pour apaiser les **menstruations douloureuses**. La plante contient des substances qui ont une action légèrement stimulante sur l'utérus. C'est pour cette raison que l'agripaume doit être évitée pendant la grossesse. Après l'accouchement en revanche, elle aide l'utérus à cicatriser et réduit les risques de saignements (hémorragie post-partum).

L'agripaume est une alliée pendant la ménopause, car elle soigne les **bouffées de chaleur**, les **vertiges**, le stress et les **troubles du sommeil**. En cas de bouffées de chaleur, par exemple, ajoutez quelques gouttes de teinture d'agripaume à un petit verre d'eau et buvez pour profiter pleinement des **propriétés relaxantes** de la plante.

Utilisée régulièrement, elle agit sur les nerfs et le bon sens en **relaxant l'esprit** et en libérant toutes les tensions. L'agripaume n'a pas un effet sédatif, mais plutôt **calmant** : elle maintient éveillée et dynamique sans risque de somnolence. Si vous traversez une période difficile, prenez 10 à 20 gouttes de teinture dès que vous sentez l'**anxiété** monter ou juste avant un événement stressant pour bénéficier de sa formidable **action apaisante**. Si besoin, répétez l'opération toutes les 5 minutes.

L'agripaume est également employée contre les **troubles cardiaques**, d'où le *cardiaca* de son nom latin. Elle stimule la circulation sanguine et augmente l'oxygène dans le sang. Grâce à ses minéraux, ses oligoéléments et son alcaloïde particulièrement tonifiant, elle apaise instantanément les emballements du cœur. Célèbre herboriste allemand, le Dr Weiss recommande l'agripaume en teinture à tous ceux qui souffrent d'un problème cardiaque : quelques gouttes seulement permettent de réduire les palpitations et la tachycardie. En usage régulier, elle abaisse l'**hypertension** et préserve votre cœur.

La haute teneur en calcium de la plante lui donne un pouvoir **calmant** efficace en cas d'**insomnie**. Prenez 10 à 15 gouttes de teinture d'agripaume suivies d'une gorgée d'eau dès le réveil.

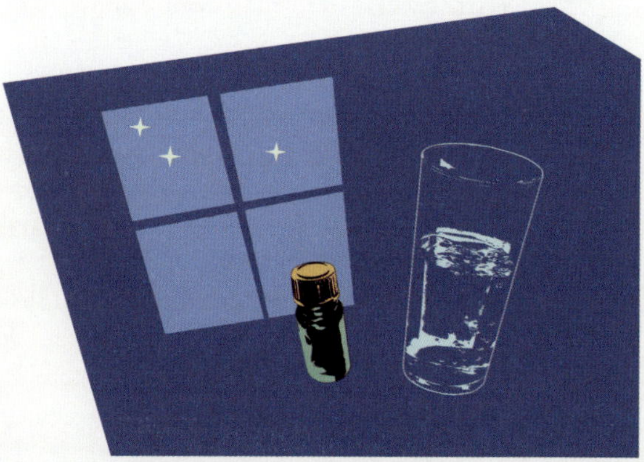

Violette odorante *(Viola odorata)*

La violette odorante est une vivace à feuilles persistantes qui fleurit dès le début du printemps et pousse souvent dans des endroits mi-ombragés, comme les bois ou les accotements herbeux. Les fleurs de violette odorante annoncent les beaux jours ; elles peuvent décorer un gâteau ou être ajoutées à une salade, à laquelle elles donnent un parfum délicat. Les jeunes feuilles fraîches ont une saveur douce qui tend à devenir plus forte à mesure qu'elles prennent de l'âge. Utilisez-les en remplacement de la pomme de terre pour lier vos potages. Feuilles et fleurs peuvent aussi être employées en infusion. La violette odorante contient de l'acide salicylique, qui entre dans la composition de l'aspirine. C'est donc une plante efficace pour soulager les maux de tête, les migraines et les insomnies. Elle possède des propriétés **anti-inflammatoires**, **diurétiques**, **émollientes**, **expectorantes** et **laxatives**. Elle traite la **bronchite** et la **toux** et peut contribuer à soulager l'asthme.

En externe, elle traite les **infections de la bouche et de la gorge**. La plante peut être utilisée fraîche ou récoltée en pleine floraison et mise à sécher pour un usage ultérieur. Les fleurs aux vertus **adoucissantes** et **émollientes** sont employées pour soigner les **troubles biliaires** ou **pulmonaires**. Les pétales peuvent servir à confectionner un sirop efficace contre les maladies infantiles, en particulier la **coqueluche**. Les racines ont un pouvoir **expectorant** bien plus prononcé que le reste de la plante. Elles contiennent également de la violine, un alcaloïde qui, à fortes doses, peut avoir un effet purgatif et provoquer **nausées** et **vomissements**. Elles sont habituellement récoltées à l'automne, puis mises à sécher.

La violette sert en outre à fabriquer un remède homéopathique très utile contre la toux spasmodique et les rhumatismes du poignet. En aromathérapie, l'huile essentielle de violette est employée contre les maladies des **bronches**, **l'épuisement** et les **problèmes dermatologiques**.

Plantés à 30 cm de distance les uns des autres, les pieds de violette forment un couvre-sol efficace qui tient les mauvaises herbes à distance. Cultivée en pot, cette plante accepte la plupart des substrats, même si elle préfère une terre fraîche, humide, bien drainée et avec beaucoup d'humus. Installez-la à mi-ombre et à l'abri du vent. En pleine terre, elle se plaît dans un sol modérément riche. Dès la fin de l'hiver ou au début du printemps, toutes les variétés de violettes – et elles sont nombreuses – donnent des fleurs ravissantes au parfum délicat. Les abeilles se chargent de les polliniser – bien qu'elles soient encore rares à cette période de l'année –, mais malgré cela, elles produisent assez peu de graines. Ce rôle est assuré par d'autres fleurs qui font leur apparition un peu plus tard dans l'année et qui, elles, n'éclosent pas. Quand elle se plaît, la violette se multiplie assez rapidement par les racines.

La plupart des espèces de violettes sont comestibles ; évitez toutefois les variétés à fleurs jaunes, car elles peuvent provoquer des diarrhées si elles sont consommées en trop grande quantité. Semez la violette à l'automne, sous serre. La graine a besoin d'une période de stratification froide et la germination est parfois aléatoire. Une fois que les pousses sont assez hautes, repiquez-les une à une dans des pots. Vous les planterez ensuite en pleine terre en été. Divisez les pieds à l'automne ou juste après la floraison. S'ils sont de bonne taille, les plants divisés peuvent être plantés directement en terre. Pour les autres, patientez jusqu'à l'été ou jusqu'au printemps suivant.

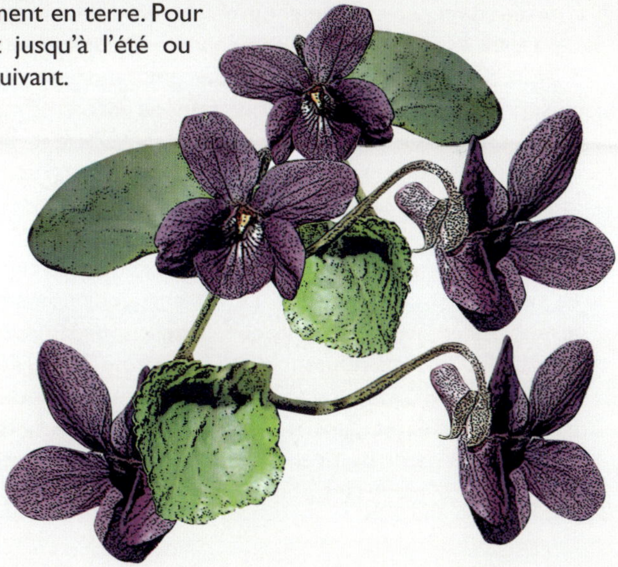

La santé des enfants

La médecine naturelle est une façon douce et gratifiante d'assurer le bien-être de toute votre famille. Soigner un petit quand il est malade, que ce soit un simple rhume ou la varicelle, a un effet psychologique indéniable sur l'enfant, mais aussi sur l'adulte. Plutôt que d'avoir immédiatement recours à des médicaments analgésiques, tournez-vous vers les remèdes à base de plantes pour renforcer le système immunitaire et permettre au corps de combattre l'infection.

À l'inverse de la médecine allopathique qui se contente de traiter les symptômes, la thérapie holistique soigne l'individu dans son intégralité. Chez un médecin « classique », un enfant qui tousse et qui a la gorge irritée se verra certainement prescrire un antitussif et des antibiotiques pour régler le problème. Un homéopathe discutera avec les parents, et peut-être avec l'enfant, pour tenter de comprendre son état général et sa personnalité avant de conseiller un remède approprié qui tiendra compte du corps, mais aussi de l'esprit de l'enfant. D'autres thérapies holistiques fonctionnent de la même manière et prennent en considération toute la personne au lieu de se concentrer sur les maux dont elle souffre.

Si je n'avais qu'un seul conseil à vous donner pour soigner votre enfant, ce serait celui-ci : écoutez-le. Les enfants sont dotés d'un formidable instinct de préservation et ils connaissent souvent leurs besoins pour se rétablir. Certains refusent toute nourriture lorsqu'ils sont malades, car leur corps se consacre pleinement à sa guérison et refuse de perdre de l'énergie dans le processus de digestion. D'autres réclament des aliments particuliers ou sont capables de vous dire précisément ce qu'il leur faut pour aller mieux.

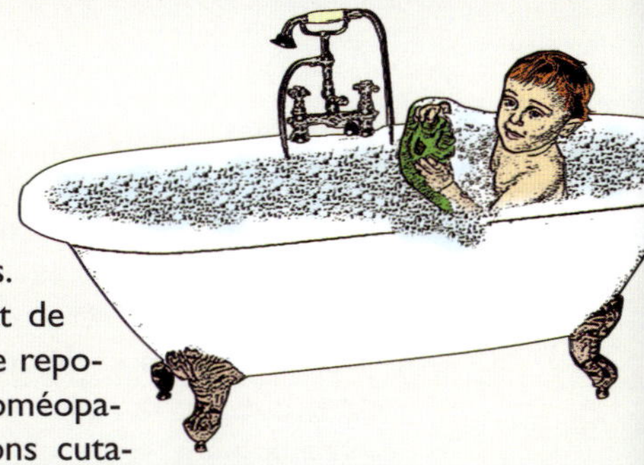

Varicelle

Cette infection virale se manifeste par des éruptions de boutons rouges sur tout le corps. Le malade souffre généralement de fièvre et de maux de tête. Veillez à ce que votre enfant se repose et boive beaucoup d'eau. Le remède homéopathique *Rhus toxicodendron* calme les irritations cutanées. Faites-lui prendre un bain chaud additionné de bicarbonate de soude pour soulager les démangeaisons.

Toux

La toux permet au corps de se débarrasser d'une infection présente dans les bronches et de protéger les poumons. Ne cherchez pas à la bloquer. Le remède homéopathique *Bryonia* est efficace et est disponible en pilules ou en sirop. L'échinacée *(Echinacea)* a une action stimulante sur le système immunitaire. Préparez une boisson chaude à base de citron et de miel et donnez-en à boire à votre enfant aussi souvent que nécessaire. Mettez une cuillerée à café de miel et le jus d'un demi-citron dans une tasse, versez de l'eau bouillante et laissez refroidir avant de lui faire boire (voir aussi page 64).

Rhume

Le rhume est un processus de purification naturel. Si vous vous contentez d'en éliminer les symptômes, l'infection va certainement réapparaître dans votre corps. Si votre enfant est enrhumé, veillez à ce qu'il se repose et boive beaucoup d'eau. *Pulsatilla* est un remède homéopathique efficace en cas d'écoulement de mucus. Ajoutez beaucoup d'ail et d'oignon à la nourriture de l'enfant. Préparez-lui une infusion miel-citron pour un effet apaisant et purifiant. L'infusion de gingembre, quant à elle, est adoucissante.

Infusion de gingembre

1. Râpez un petit morceau de gingembre dans une tasse d'eau bouillante.
2. Couvrez et laissez reposer 10 minutes.
3. Filtrez et ajoutez une cuillerée à café de miel et une cuillerée à soupe de jus de citron.

Croup

Le croup est une inflammation aiguë des voies respiratoires qui provoque leur rétrécissement : le malade a une respiration sifflante et une toux qui ressemble à l'aboiement d'un chien. *Spongia tosta* est le remède homéopathique prescrit contre le croup. Pratiquez des bains de vapeur pour fluidifier la respiration.

Bain de vapeur décongestionnant

1. Versez deux gouttes d'huile essentielle de lavande ou de camomille dans un bol d'eau bouillante.
2. Installez votre enfant devant le bol, faites-lui pencher la tête au-dessus du récipient pour qu'il respire la vapeur qui s'en dégage.

Si vous avez un enfant en bas âge, ouvrez le robinet d'eau chaude. De la vapeur va envahir la pièce, et aider votre enfant à mieux respirer.

Otalgie

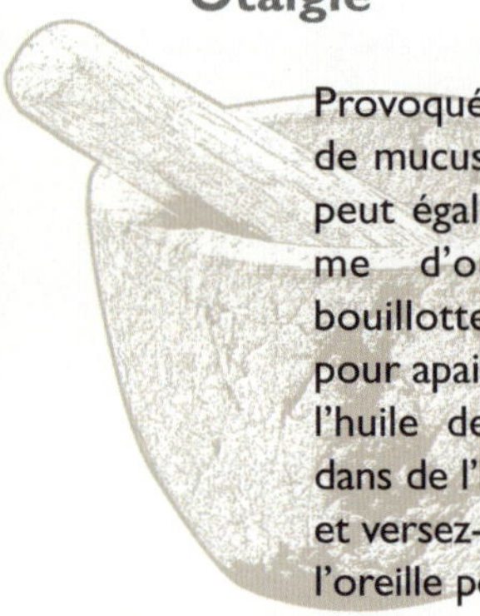

Provoquée par l'accumulation de mucus dans l'oreille, l'otalgie peut également être le symptôme d'oreillons. Placez une bouillotte chaude sur l'oreille pour apaiser la douleur. Diluez de l'huile de mouron des oiseaux dans de l'huile végétale de support et versez-en quelques gouttes dans l'oreille pour soulager l'enfant.

Eczéma

Dans le cas de l'eczéma, la peau présente des plaques rouges qui démangent, généralement localisées sur les mains, les pieds et derrière les oreilles et les genoux. Évitez les produits à base de pétrole, ainsi que les savons et les soins pour bébé parfumés. N'utilisez pas de détergent ou d'adoucissant pour laver le linge de la

Gouttes auriculaires

1. Réduisez les fleurs de mouron des oiseaux en morceaux.
2. Déposez-les dans un mortier et ajoutez un peu d'huile de tournesol biologique.
3. Écrasez les morceaux à l'aide du pilon pour extraire tous les principes actifs de la plante.
4. Mettez les fleurs écrasées dans un grand bocal en verre.
5. Couvrez d'huile, puis fermez le bocal à l'aide du couvercle et secouez vigoureusement.
6. Laissez macérer à l'extérieur, au soleil direct, pendant 21 jours.
7. Filtrez et versez dans une bouteille en verre teinté.
8. Mélangez une cuillerée à café de cette huile à 3 cl d'huile de support, d'amande douce biologique, par exemple.
9. À l'aide d'une pipette, versez trois gouttes de ce mélange dans chaque oreille.

famille. Parfois, il s'agit d'un problème lié à la nourriture. Avec l'aide d'un nutritionniste, essayez de bannir les produits laitiers de l'alimentation de votre enfant et de la maman, si celle-ci allaite. Préparez un bain d'avoine (voir page 69) pour adoucir la peau irritée de votre bébé avant de le coucher. Choisissez des vêtements en coton biologique.

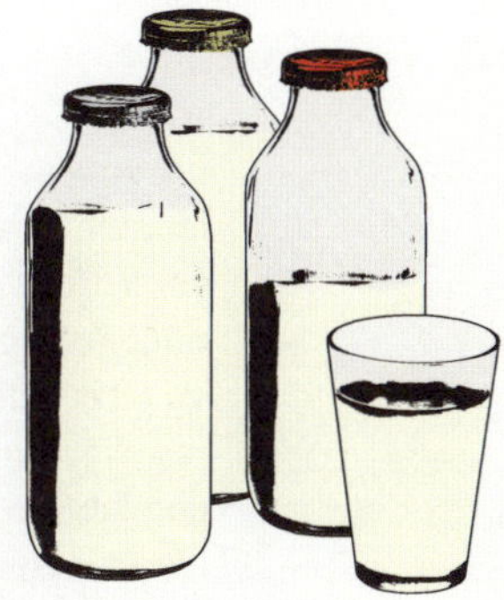

Fièvre

La fièvre est un mécanisme de défense pour combattre une agression interne. C'est l'outil anti-infection le plus efficace de notre corps. La température corporelle monte, parfois beaucoup, ce qui permet de nettoyer l'organisme. Si votre nouveau-né présente une forte température ou si votre enfant a ingéré une substance toxique, il est absolument vital de consulter un médecin. La fièvre sèche est dangereuse – au contraire de la fièvre avec suées, qui, elle, aide l'organisme à se rétablir. Si votre enfant est fiévreux, veillez à ce qu'il boive beaucoup. Donnez-lui une boisson réhydratante – ce qui vaut aussi après une diarrhée ou des vomissements. Si vous allaitez, donnez le sein à votre enfant aussi longtemps et aussi souvent qu'il le souhaite. S'il refuse de boire, faites couler un bain chaud pour humidifier l'atmosphère. Veillez à ce que son environnement soit bien aéré. Si votre enfant refuse de manger alors qu'il a de la fièvre, ne vous inquiétez pas : c'est tout à fait normal. Encouragez-le à s'alimenter une fois que la fièvre est tombée.

Boisson réhydratante

- ▶ 1 c. à s. de sucre
- ▶ 1 c. à s. de sel
- ▶ 50 cl d'eau filtrée
- ▶ 1 l de jus de pomme frais

1. Placez le sucre et le sel dans un récipient.
2. Ajoutez l'eau et le jus de pomme.
3. Donnez à boire à votre enfant tout au long de la journée.

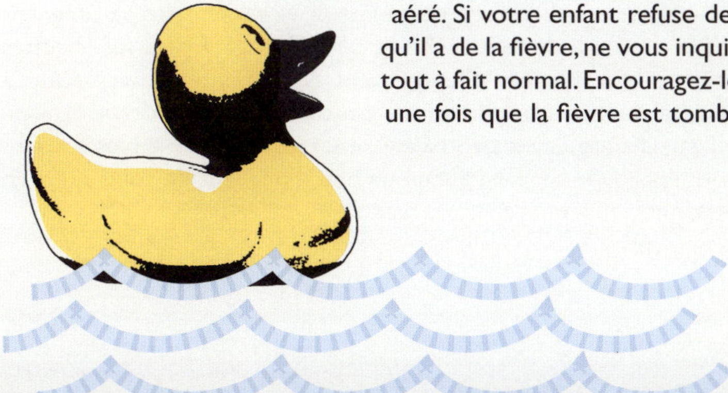

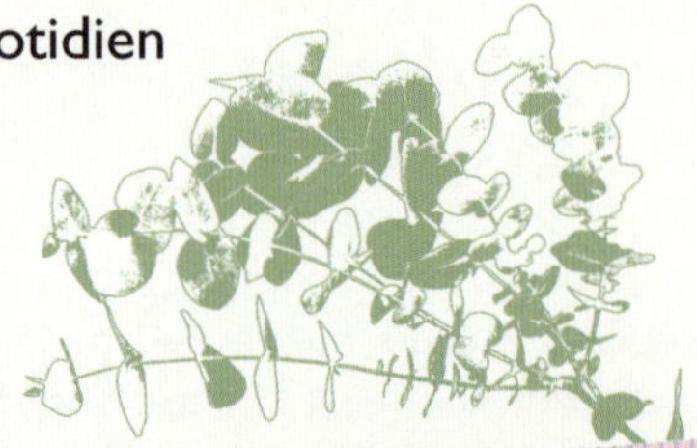

Poux

Le pou est un parasite qui vit sur le cuir chevelu et dans les cheveux. Très résistant, il peut être difficile à éradiquer. Le traitement le plus efficace consiste à passer régulièrement un peigne fin dans la chevelure. Évitez les produits chimiques vendus en pharmacie, car ils contiennent souvent des insecticides puissants. Utilisez plutôt un remède naturel qui les délogera.

Traitement antipoux

- 5 gouttes de chacune des huiles essentielles suivantes : arbre à thé, romarin et lavande
- 10 cl d'huile d'amande douce

1. Mélangez les huiles essentielles et l'huile d'amande douce.
2. Laissez poser sur le cuir chevelu 12 heures.
3. Lavez les cheveux et peignez.

Rougeole

Il s'agit d'une maladie infectieuse causée par un virus qui se déclare comme un rhume, suivi d'une poussée de fièvre et d'éruptions cutanées. Des boutons plats brun-rouge apparaissent généralement sur les oreilles et le visage. Les ganglions lymphatiques deviennent enflés et l'enfant est très abattu. La rougeole peut aussi provoquer de la diarrhée et des vomissements. Consultez un médecin, laissez votre enfant se reposer et récupérer. Donnez-lui à boire des infusions adoucissantes miel-citron pour stimuler la guérison. Ajoutez quelques gouttes d'huile essentielle de lavande à de l'eau froide et tamponnez son corps avec ce mélange. Consultez également le paragraphe consacré à la fièvre, page 121.

Érythème fessier

Provoqué par les couches, l'érythème fessier se caractérise par une irritation de la peau qui devient sèche et qui démange. Évitez les lingettes nettoyantes parfumées, car elles peuvent être très agressives pour la peau délicate de votre bébé. Utilisez plutôt un tissu en coton trempé dans de l'eau chaude. Laissez votre enfant les fesses à l'air le plus souvent possible et appliquez sur l'érythème un peu d'onguent de souci qui a un effet apaisant.

Gorge irritée

Généralement causée par une infection des voies respiratoires supérieures, l'irritation de la gorge peut également être symptomatique de nombreuses autres maladies. Préparez une infusion de thym et de sauge additionnée d'un peu de miel pour adoucir la gorge. Vous pouvez aussi utiliser le remède homéopathique *Hepar sulph*. L'oignon est réputé pour apaiser les gorges irritées et la toux. Associez-le cru à du miel dans un sirop antitussif.

Sirop contre la toux

Ce sirop est efficace contre la toux, la gorge irritée et le rhume.

1. Coupez la moitié d'un oignon en tranches et placez-les dans un récipient.
2. Couvrez de miel et laissez reposer une nuit.
3. Au matin, filtrez et versez le liquide obtenu dans une bouteille.

Poussées dentaires

Si votre enfant fait ses dents, donnez-lui un peu de *Chamomilla* ou de *Pulsatilla*, deux remèdes homéopathiques. Faites-lui boire de l'infusion de camomille pour soulager la douleur. Mettez-lui un collier d'ambre autour du cou qui agira comme un analgésique naturel lors des poussées dentaires. Vous-même, si vous avez mal aux dents, vous pouvez porter un bracelet d'ambre.

Oreillons

Il s'agit d'une infection virale qui provoque de la fièvre et l'inflammation des ganglions lymphatiques situés dans le cou, qui nécessite de consulter un médecin. Préparez de l'infusion de camomille, calmante et apaisante. Faites-en boire une tasse à votre enfant et laissez le reste refroidir. Trempez ensuite un linge dans le liquide et utilisez-le pour tamponner le corps de votre enfant et le rafraîchir. Le caille-lait *(Galium verum)* est une herbe aux vertus purifiantes efficace contre les oreillons.

Infusion de caille-lait

1. Hachez une poignée de feuilles de caille-lait et mettez-le dans une tasse.
2. Couvrez d'eau bouillante.
3. Laissez infuser 10 minutes.
4. Buvez une tasse de cette infusion par jour tant que les symptômes persistent.

Camomille allemande *(Matricaria recutita)* ou romaine *(Chamaemelum nobile)*

La camomille est une merveille de la nature : ses vertus **cicatrisantes** et **adoucissantes** sont réputées en Europe depuis plus de 2 000 ans. La plante présente un feuillage vert et fourni ; ses fleurs ressemblent à des marguerites délicates dont le parfum rappelle vaguement celui de la pomme. Elle tire son nom de cette caractéristique : en effet, les Grecs l'appelaient *khamaimêlon*, qui signifie littéralement « pomme du sol ». Les Égyptiens appréciaient aussi cette plante : ils l'avaient dédiée à Ré, le dieu du soleil, car elle avait la réputation de guérir la fièvre.

On la cultive depuis des siècles, à la fois pour sa beauté et pour ses nombreuses vertus médicinales. Au Moyen Âge, on en jonchait le sol des maisons pour profiter de son odeur agréable et relevée. Dehors, on la mélangeait au gazon pour pouvoir marcher dessus et, ainsi, exhaler son parfum. Certains jardiniers affirment qu'il suffit de planter une camomille près d'une plante malade ou affaiblie pour voir celle-ci reprendre vigueur. Elle a aussi la réputation de favoriser la croissance des concombres et des oignons.

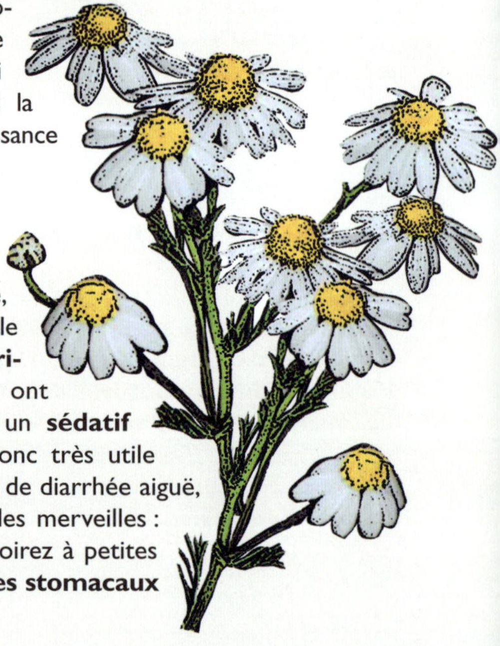

La plupart d'entre nous connaissent les bienfaits **rafraîchissants** de la tisane de camomille, mais c'est aussi une boisson idéale pour se **détendre** et **lâcher prise**. Des études scientifiques ont montré que la camomille est un **sédatif** doux, mais efficace ; elle est donc très utile pour les **insomniaques**. En cas de diarrhée aiguë, ses propriétés calmantes font des merveilles : préparez une tisane que vous boirez à petites gorgées pour apaiser les **troubles stomacaux**

et stimuler la **digestion**. La plante soulage également les **vomissements** de la gastro-entérite ainsi que les **brûlures d'estomac**. Grâce à ses vertus **apéritives**, elle est fréquemment utilisée pour aider les personnes **anorexiques**. Les herboristes ont depuis toujours recours à la camomille pour calmer les **douleurs menstruelles**. Des fleurs fraîches macérées dans de l'huile d'olive apaisent les **articulations douloureuses ou enflées**. L'infusion froide fait un **bain oculaire** efficace pour reposer les yeux et apaiser les démangeaisons. Elle est donc très prisée des personnes souffrant de **rhinite allergique**.

L'infusion de camomille est souvent utilisée pour nettoyer les **blessures** et les **irritations** qui profitent alors pleinement des vertus anti-inflammatoires de la plante. C'est également la raison pour laquelle l'infusion est efficace contre une **cystite** ou une **inflammation rénale**. Elle stimule la **production d'urine** et réduit la rétention d'eau.

En eau de rinçage, la camomille permet d'accentuer les reflets dorés des cheveux à moindre coût ! C'était d'ailleurs la méthode traditionnelle avant l'apparition des produits éclaircissants à base de peroxyde.

Plante particulièrement douce et cicatrisante, elle est aussi l'alliée des enfants : elle soulage leurs **coliques**, **maux de dents** ou **convulsions**. En cas d'hyperactivité, l'infusion froide de camomille peut avoir un effet **calmant**. Elle est également souveraine contre les cauchemars des grands comme des petits. Elle est efficace pour dissiper la **tension**, la **peur** et la **détresse émotionnelle** et contribue à **stabiliser l'esprit**.

Chaque maison devrait posséder un flacon d'huile essentielle de camomille. Elle est excellente pour la peau : diluée dans une huile de support, elle soigne l'**acné**, les **allergies**, les **brûlures**, l'**eczéma**, les **dermites**, le **psoriasis** et les **inflammations**. Si vous souffrez du **syndrome prémenstruel**, massez votre ventre avec quelques gouttes d'huile essentielle de camomille mélangées à un peu d'huile végétale pour vous détendre et vous sentir mieux. Vous pouvez agrémenter vos salades ou vos desserts en y ajoutant quelques-unes de ses fleurs, mais n'en abusez pas, car leur odeur douce masque un goût plutôt amer !

Glossaire

Alcaloïdes : composés organiques d'origine végétale contenant au moins un atome d'azote et ayant la particularité biologique d'être très actifs. Les alcaloïdes ont la propriété de former des sels et d'être amers.

Antibiotique : qui détruit les bactéries et les empêche de se multiplier. Ils sont fabriqués à partir de micro-organismes ou synthétisés.

Antioxydant : qui ralentit ou empêche un processus d'oxydation.

Antiseptique : qui s'oppose au développement des microbes.

Antiviral : qui agit contre les virus, les détruit ou les empêche de se multiplier.

Aromathérapie : partie de la phytothérapie qui utilise les huiles essentielles.

Astringent : qui resserre et raffermit les tissus.

Bêta-carotène : antioxydant, qui a donc des effets bénéfiques contre les radicaux libres.

Cataplasme : préparation pâteuse appliquée sur le peau.

Dépuratif : qui favorise l'élimination des déchets de l'organisme par les reins, les intestins et la peau.

Diurétique : qui augmente la diurèse (volume d'urine sécrétée).

Drainage : « assainissement » de l'organisme grâce à des substances facilitant l'acheminement des toxines (urée, acide urique…) vers les organes susceptibles de les éliminer (reins, poumons, foie, peau ou intestins).

Émollient : qui calme les tissus inflammés.

Expectorant : qui permet de dégager les voies respiratoires en provoquant une toux productive, donc salvatrice.

Flavonoïdes : pigments végétaux de la famille des polyphénols, aux propriétés antioxydantes.

Fongicide : qui détruit les champignons.

Glycémie : taux de sucre dans le sang.

Hémostatique : capable d'arrêter une hémorragie.

Huile de support : huile de base dans laquelle peuvent être diluées des huiles essentielles en vue d'une application cutanée.

Inflammation : ensemble des réactions de l'organisme en réponse à l'action irritante de certains facteurs ou aux perturbations qu'ils provoquent.

Infusion : mélange obtenu après avoir fait infuser une plante dans un liquide bouillant afin d'en dégager les principes actifs… et les arômes.

Mucosité : substance visqueuse sécrétée par la muqueuse.

Purgatif : qui stimule les évacuations intestinales.

Sédatif : qui calme l'activité exagérée d'un organe.

Stimulant : qui accroît l'activité physique et psychique.

Index des maux

Index des remèdes

Index des fiches-plantes